核医学 100 问

陈 娜 赵 鹏 主编

U0395658

苏州大学出版社

图书在版编目(CIP)数据

核医学100问/陈娜,赵鹏主编. --苏州:苏州大学出版社,2024.9. -- ISBN 978-7-5672-4954-7

Ⅰ. R81

中国国家版本馆 CIP 数据核字第 20242W8T87 号

书　　名:核医学 100 问
　　　　　HEYIXUE 100 WEN

主　　编:陈　娜　赵　鹏
责任编辑:王晓磊
装帧设计:吴　钰

出版发行:苏州大学出版社(Soochow University Press)
社　　址:苏州市十梓街 1 号　邮编:215006
印　　装:苏州市古得堡数码印刷有限公司
网　　址:www. sudapress. com
邮　　箱:sdcbs@ suda. edu. cn
邮购热线:0512-67480030
销售热线:0512-67481020

开　　本:700 mm×1 000 mm　1/16　印张:7.25　字数:112 千
版　　次:2024 年 9 月第 1 版
印　　次:2024 年 9 月第 1 次印刷
书　　号:ISBN 978-7-5672-4954-7
定　　价:38.00 元

《核医学 100 问》编写组

主　审　涂　彧

主　编　陈　娜　赵　鹏

副主编　唐　波　郭　利

编　者　薛惠元　韩健芳　杨　敏

　　　　李圣日　鱼文韬　唐　波

　　　　陶宗硕　郭　利　师　圆

前　言

　　核医学是一门结合了物理学、化学、生物学和医学的新兴学科，利用放射性同位素及其衰变过程来诊断、治疗和研究人体疾病。随着科学技术的不断进步，核医学在现代医学中的应用日益广泛，特别是在肿瘤、心血管疾病、神经系统疾病等领域的早期诊断和个性化治疗中，展现出了巨大的潜力与价值。然而，由于核医学的专业性较强，公众对其了解不足，常常出现诸多误解和疑虑。因此，普及核医学知识，增强大众对这一学科的理解与认知，是我们迫切需要关注的任务。

　　通过核医学，我们能够实现疾病早期诊断，尤其是肿瘤等恶性疾病的早期发现，使得许多患者有机会在疾病尚处于可治阶段时得到有效干预，极大地提高了疾病的治愈率和患者的生活质量。然而，核医学诊疗所依赖的电离辐射技术，常常使人产生疑虑，使得许多公众对核医学诊疗技术感到恐惧。电离辐射确实存在一定的健康风险，但在医学领域，放射性物质的使用是经过严格监管和科学评估的。临床上合理应用电离辐射技术，确实能够带来更准确的疾病诊断和更好的治疗效果，这些优势往往远大于潜在的风险。核医学的诊疗程序通常经过严格控制和监测，确保患者的安全，同时为患者提供最精准的医疗服务。

　　本书旨在为公众提供一个理解核医学与电离辐射应用的桥梁，希望通过科学、理性、通俗易懂的语言，让每一位读者都能增强对核医学诊疗活动的信任，成为广大读者了解核医学的良好起点，激发人们对健康科学的深层次思考，并为我们的生命健康保驾护航。相信随着知识的普及与误解的减少，核医学未来在医学领域中将发挥更加广泛而深远的作用，造福更多患者，推动医学健康事业的进步。

编　者

2024 年 5 月

目　录

➡ **第四章 核医学放射性废物的管理** ／80

第一章

核医学基本知识

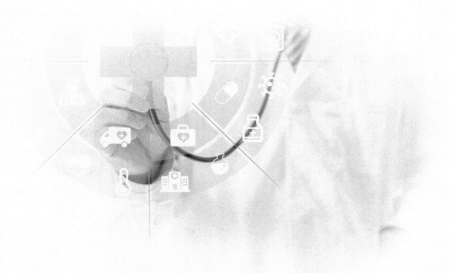

1．何为核医学？

核医学是利用放射性核素及其标记化合物进行疾病的临床诊断、治疗和医学科学研究的一门具有新时代特色的学科，是核科学技术与医学相结合的医学学科，是现代医学的重要组成部分。

根据应用和研究方面的侧重点不同，核医学可分为基础核医学（又称实验核医学）和临床核医学两部分。基础核医学是利用放射性核素示踪技术进行核医学理论、基础医学理论与临床医学应用研究，以探索生命现象的本质和生理变化规律。临床核医学是利用核医学的各种原理、技术和方法来研究疾病的发生、发展以及机体病理生理、生物化学和功能结构的异常变化，用于提供病情、疗效及预后的信息，从而达到诊疗疾病的目的。

核医学在应用过程中不断积累经验，系统理论知识逐渐成熟，被公认为现代医学不可或缺的重要学科，是医学现代化的重要标志之一。

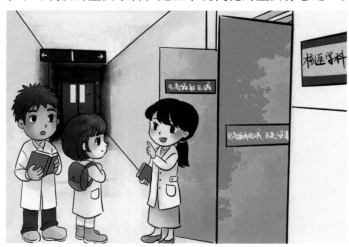

核医学科

2. 核医学的起源和发展是怎样的？

1896 年，法国物理学家贝克勒尔（Becquerel）发现铀的放射性，第一次认识到物质的放射现象，此发现是后来建立放射自显影的基础。1923 年，匈牙利化学家赫维西（Hevesy）应用放射性元素作为化学及物理学的示踪剂，并首先提出了"示踪技术"的概念，被誉为基础核医学之父。1926 年，有"临床核医学之父"之称的美国波士顿内科医师布卢姆加特（Blumgart）将氡气注射到外周血管，研究人体动、静脉血管床之间的循环时间，这是放射性同位素第一次被引入人体内。1930 年，美国物理学家劳伦斯（Lawrence）发明了回旋加速器。1934 年，法国科学家居里夫妇用 α 粒子轰击铝发生核反应获得了第一个人工放射性核素。1951 年，美国加利福尼亚州大学的本尼迪克特·卡森（Benedict Cassen）用闪烁晶体加准直器成功研制第一台闪烁扫描仪，获得了第一张人体甲状腺扫描图。由于探头是机械装置驱动的逐行扫描，因此扫描速度慢，图像分辨率很差，无法实现快速动态成像。1949—1960 年间，γ 闪烁功能仪、放射性核素显像仪、γ 照相机等的发明以及放射免疫分析法的创立极大地促进了核医学的发展。此时，核医学已经初具规模。

1961 年以后，核医学进入了迅速发展阶段。20 世纪 70 年代开始生产碘-131 等放射性核素及核素发生器，CT、PET 依次问世，核素扫描机、γ 照相机及放射免疫分析技术广泛应用于临床。

1975 年以后，核医学进入了现代化的发展阶段。1979 年，第一台 SPECT 研制成功，随后该技术得到不断地发展和完善。如今，以 PET/CT 为代表的融合影像已经在现代医院广泛应用。

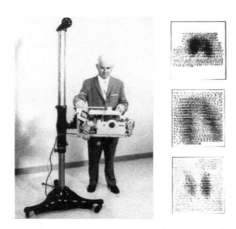

本尼迪克特·卡森和直线扫描仪（1951 年）及早期直线扫描仪的甲状腺扫描图

3．哪些疾病需要接受核医学诊疗？

核医学可以开展的临床诊断和治疗活动，包括体内显像诊断、体外检测诊断以及放射性核素治疗。

核医学诊断主要包括核医学分子影像、器官功能测定和体外放射分析法等，应用范围涉及全身各个器官。临床上常用核医学来诊断的疾病有：骨显像诊断恶性肿瘤早期骨转移、代谢性骨病、细微骨折等；甲状腺显像诊断甲状腺结节、甲状腺炎等；甲状腺摄碘率诊断甲状腺功能亢进、甲状腺功能减退等；心肌灌注显像诊断心肌缺血和冠心病；鉴别、诊断恶性肿瘤及精确的肿瘤临床分期等。

放射性核素治疗由于其特有的优势，目前在临床上的应用也越来越广泛。使用放射性核素治疗的常见疾病有：甲状腺疾病（甲状腺功能亢进症、甲状腺癌）、恶性肿瘤疾病（前列腺癌、骨转移癌、神经内分泌肿瘤等）、类风湿疾病（类风湿关节炎）、皮肤病（血管瘤、瘢痕疙瘩）等。

4. 什么是放射性核素显像技术?

放射性核素显像是将放射性核素或放射性核素标志物引入体内，以其在不同脏器或正常组织与病变组织之间代谢分布的特殊规律为基础，利用显像仪器从体外获得脏器或病变组织影像的一种安全、无创的诊断技术。放射性核素显像是临床核医学的重要组成部分，它在疾病的早期诊断、治疗、预后评价和机制研究中都有着不可替代的作用。

核素在体内选择性地聚集到特定的靶组织和器官，其发出的射线（主要是 γ 射线）被体外显像仪器探测和记录下来，显像仪器根据不同的放射性浓度差和辐射剂量差进行信息处理，将功能显像和解剖结构显像完美地融合在一起，动态、定量地显示组织病变部位的血流和功能信息，提供脏器病变的代谢信息。例如，用^{99m}Tc-MIBI 检测心肌缺血，静脉注射后心肌对其的摄取与心肌局部血流量成正比，当心肌细胞受损或血流障碍时，病损心肌的摄取能力降低，导致相关区域放射性分布降低或缺损。

5. 常见的核医学诊断包括哪些方面?

常见的核医学诊断包括以下方面。

（1）脏器显像

利用放射性核素或者其标志物在体内各器官分布的特殊规律，使用检测仪器从体外使内脏器官显像，根据显像器官的位置、大小、形态和放射性分布的变化对疾病做出诊断，可用来观察和分析病变脏器的代谢功能。

（2）器官功能测定

将放射性药物引入人体，用放射性探测仪器在体表测得放射性药物在脏器中随时间的变化，通过计算机计算获得相关参数用于评估脏器功能和诊断疾病，如临床上用甲状腺摄碘率反映甲状腺的功能状态。

（3）体外分析法

以放射性核素标记的配体为示踪剂，以配体和受体的结合反应为基础，在试剂盒内进行微量生物活性物质检测。临床上常用于各种激素、微量蛋白质、肿瘤标志物和药物的定量分析。

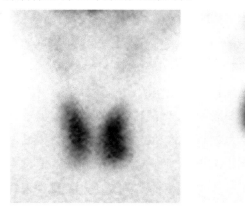

正常甲状腺显像及甲亢患者甲状腺显像

6. 核医学常见的诊断设备有哪些？

核医学常见的诊断设备有核医学显像设备、脏器功能测定设备和核医学免疫分析设备。

（1）核医学显像设备

SPECT 是用放射性同位素作为示踪剂，体外探测脏器组织中放射性同位素的分布，通过计算机整合数据并重建成像。结合了 CT 的复合成像设备 SPECT/CT 可以精确定位病变位置，明确性质，提高疾病诊断的灵敏度和准确性。

PET 是放射性核素衰变发射的正电子与组织周围的负电子发生湮灭，发射出方向相反、能量相等的两个光子，体外探测产生的光子，通过计算机处理，给出图像和生理参数。PET/CT 是将 PET 的代谢图像与 CT 的解剖图像融合，同时显示代谢活性与解剖位置，是目前最先进的分子影像检查设备之一。

（2）脏器功能测定设备

脏器功能测定设备用于测量人体内有关器官中发出的射线，对脏器进行功能、代谢检查的仪器。典型的设备有甲状腺功能测定仪、肾功能测定仪等。

（3）核医学免疫分析设备

闪烁计数器是一种利用射线或粒子引起闪烁体发光并通过光电器件记录射线强度和能量的探测装置，主要用于体外放射免疫分析。

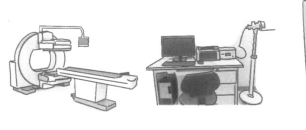 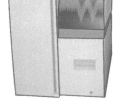

SPECT　　　　　甲状腺功能测定仪　　　　　闪烁计数器

7. 核医学体内诊断与放射科诊断的工作原理的异同有哪些？

核医学体内诊断是选择合适的放射性核素或其标志物作为示踪剂，将其引入人体内，被脏器摄取和浓聚，在体外利用探测装置对放射性核素发射出的射线进行定量探测，获得靶器官的核素分布数据或图像。

放射科诊断是射线装置产生的 X 射线对人体进行照射，由于人体内各种组织在密度和厚度上的不同，对射线的吸收量不同，在胶片或影像显示器上呈现出黑白或明暗对比不同的影像，经计算机对数据处理，获得人体影像信息。

　　两者的相同点是都利用射线进行诊断。两者的区别有以下两点：第一，核医学检查中射线来源是注射了含有放射性核素药物的受检者（内照射），放射科检查中的射线来源是通电状态工作下的机器（外照射）；第二，核医学体内诊断是以血流量、细胞代谢等因素的不同导致组织间的放射性浓度差别为基础，放射科诊断是以不同组织密度或厚度对 X 射线吸收的差别为基础。

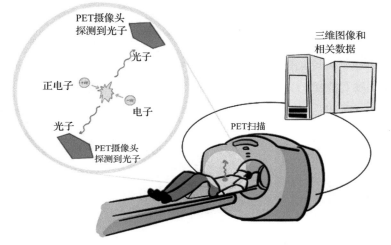

核医学体内诊断示意图

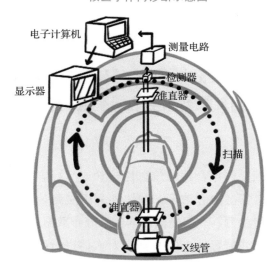

放射科诊断示意图

8．什么是PET/CT检查？

PET/CT是PET和CT的有机结合体，PET体外探测正电子核素在全身的分布情况，同步进行的CT显示人体全身主要器官的结构，从而同时得到人体解剖和生理代谢功能情况的信息。PET/CT将两种显像技术的优点融于一体，优势互补，能早期、快速、精确地定位病灶并判断病灶的良恶性，达到"1＋1＞2"的效果。与普通CT、MRI、B超相比，PET/CT一次全身显像便可获得全身各个区域的图像，而且具有更高的灵敏度和准确率。

PET/CT是目前全球公认的诊断肿瘤的尖端设备，肿瘤增殖速度较正常细胞快，因此肿瘤组织的糖代谢较正常组织旺盛，这样PET/CT影像中肿瘤组织就会表现为高代谢区域。PET/CT可以在分子水平发现肿瘤细胞，探测机体内的肿瘤细胞所在位置以及大小、形态，对于早期发现极其微小的肿瘤病灶以及鉴别良恶性病变具有重要意义。除了在肿瘤诊断方面大显身手外，PET/CT在神经系统疾病、心血管疾病等方面也有着不可小觑的作用。

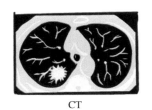
CT

PET

合作共赢
事半功倍！

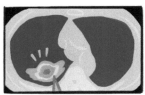
PET/CT

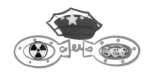

PET/CT检查

9. 常见的核医学治疗方法有哪些？

核医学治疗是将放射性药物靶向聚集于病变部位，进行集中、持续的低剂量照射，使病灶区域累计受到较高辐射的同时，周围正常组织受到较少辐射，具有疗效好、副作用小、应用范围广的优点。常见的核医学治疗方法有以下六种。

① 口服（体内用药）：碘-131 治疗甲状腺功能亢进等；

② 静脉注射或滴注（体内用药）：^{131}I-MIBG 治疗嗜铬神经瘤；

③ 放射性粒子植入（体内用药）：碘-125 粒子植入对低或中等敏感的局限性肿瘤的永久性间质种植治疗；

④ 导管介入治疗（体内用药）：经肝动脉灌注放射性核素微球来进行肝癌内照射栓塞；

⑤ 血管内放射性支架介入治疗（体内用药）：将放射源导入靶血管内进行快速照射然后取出放射源用来减少血管术后再狭窄的发生率；

⑥ 放射性核素敷贴治疗（体外用药）：磷-32 敷贴器，用于皮肤、角膜及黏膜疾病的治疗。

口服

静脉注射或滴注

放射性粒子植入

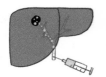

导管介入治疗

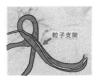

血管内放射性
支架介入治疗

放射性核素
敷贴治疗

常见的核医学治疗方法

10. 放射性碘在核医学中有什么用途？

碘-123 是应用最广泛的碘示踪剂，已广泛应用于 SPECT 成像。此外，碘-123 一直以 ^{123}I-碘化钠的形式用于甲状腺研究，是甲状腺成像的理想放射性同位素。

碘-124 可用于 PET 显像。有研究显示，^{124}I-JS001（特瑞普利单抗）以 PD-1 为识别靶点，对肿瘤病灶有较高的灵敏度。

碘-125 粒子植入治疗是将可持续发出低能量 γ 射线的碘-125 粒子植入肿瘤组织中，对肿瘤起近距离持续性杀伤作用，具有安全性、个性化和并发症少等优点。目前已广泛应用于多种恶性实体肿瘤的治疗，包括对射线低或中等敏感的局限性肿瘤的永久性间质种植治疗。

碘-131 常被用来治疗甲状腺疾病，给予碘-131 后，大部分碘-131 被摄取到甲状腺细胞内，衰变释放的 β 射线将异常增生的甲状腺腺体细胞、甲状腺肿瘤病灶和转移灶的肿瘤细胞杀死，从而达到治疗甲状腺疾病的目的。

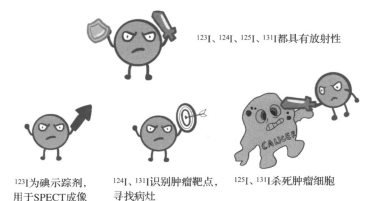

^{123}I、^{124}I、^{125}I、^{131}I 都具有放射性

^{123}I 为碘示踪剂，用于 SPECT 成像

^{124}I、^{131}I 识别肿瘤靶点，寻找病灶

^{125}I、^{131}I 杀死肿瘤细胞

放射性碘在核医学中的应用

11．什么是核药物?

核药物是指用于体内进行医学诊断和治疗的含有放射性核素的生物制剂。核药物一般包含两个部分：放射性核素和非放射性的普通化合物，二者之间通过特定键的方式连接成一体。

诊断核药物可通过探测其放射性获得体内靶器官或病变组织的影像或功能参数，按用途可分为脏器显像药物和功能测定药物。脏器显像药物在体内浓聚于特定组织，达到对疾病定位和定性的目的。功能测定药物是通过放射性核素在特定组织中的代谢速度来评估功能和代谢变化，达到对疾病定量诊断的目的。

治疗核药物则主要利用放射性核素特异性浓聚在病灶部位，通过衰变释放出相应射线杀灭或抑制病变组织，目前主要应用于甲状腺疾病和肿瘤的治疗。不过随着现代医学技术的不断发展，核医学也越来越多地应用到其他疾病的治疗。

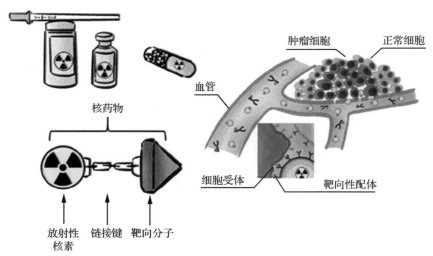

核药物及其应用

12. 核医学诊断用放射性核素有什么特点?

放射性核素的原子核不稳定,自发释放出的射线可以被核仪器探测。在临床上,用于核医学诊断的放射性同位素很多,常用的有锝-99m、碘-131、氟-18、碳-11、氮-13、氧-15 等。诊断用放射性核素主要有以下特点。

① 有特定的组织亲和性,如碘-131 主要浓集于甲状腺,用于甲状腺的显像和功能测定。

② 多为无毒或低毒的,对人体器官和组织不会产生化学毒性。

③ 多为直接或间接产生 γ 射线,γ 射线的穿透能力较强,以便于被探测和成像分析。而 α 射线、β 射线的穿透能力较弱,很难被探测器检测,一般不用。

④ 半衰期短,半衰期是指一定数量的放射性核素有半数发生衰变所需要的时间,可以表示放射性核素衰变的快慢。核医学诊断所使用的放射性核素如果半衰期时间长,在检查完后还在体内大量存留一段时间,会对患者自身和周围人群产生一定的影响。

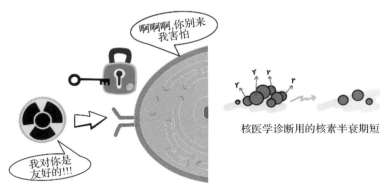

核医学诊断用的核素半衰期短

核医学诊断用放射性核素的特点

13. 医用放射性核素的来源主要有哪些?

医用放射性核素主要有以下来源。

① 反应堆生产：将生产放射性核素的靶子（做靶子的材料叫做靶材料，靶材料的有关元素及其原子核称为靶元素和靶核）放入反应堆活性区，利用反应堆中的中子流轰击各种靶核，大量生产用于核医学诊断和治疗的放射性同位素。医学中常用的反应堆生产的放射性核素有锝-99m、碘-131和磷-32 等。

② 加速器生产：加速器能加速质子、氘核、α 粒子等带电粒子，然后这些粒子轰击各种靶核，引起不同核反应，生成多种放射性同位素，加速器生产的放射性核素种类较多。医学中常用的加速器生产的放射性同位素有碳-11、氮-13、氧-15、氟-18 等。

③ 放射性核素发生器：是从长半衰期的核素（称为母体）中分离短半衰期的核素（称为子体）的装置。放射性核素发生器使用方便，在医学上应用广泛。医学中常用的发生器有 ^{99}Mo-^{99m}Tc 发生器、^{90}Sr-^{90}Y 发生器等。

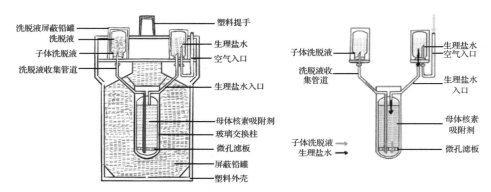

放射性核素发生器结构示意图

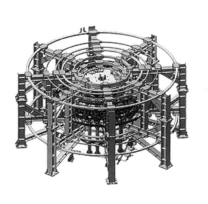

反应堆示意图

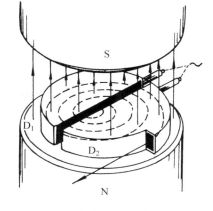

回旋加速器示意图

14．核医学诊疗过程中有辐射吗？

核医学诊疗是将含有放射性核素的药物经静脉注射或口服等方式引入到人体内（部分是敷贴于皮肤表面或经介入治疗方式进入体内），也就是说核药物会对患者或受检者产生内照射或外照射。由于诊断用放射性核素需要被体外仪器检测到，所以多为直接或间接产生 γ 射线的放射性核素，如锝-99m、碘-125、氟-18、碳-11、氮-13、氧-15 等，可用来进行骨骼、心脏和肾脏等各种器官显像。目前临床核医学治疗常用的是发射 β 射线的放射性核素，如碘-131、锶-89、磷-32 以及钇-90 等，可用来进行肿瘤、甲状腺疾病和免疫性疾病等的治疗。

核医学检查用到的常规仪器本身是没有辐射的。但是，近年来以 PET/CT 为代表的融合影像技术在临床上的应用逐渐增多，有机结合了 CT 的核医学仪器也具有了电离辐射，如 PET/CT、SPECT/CT 均会发射 X 射线，对受检者产生外照射。

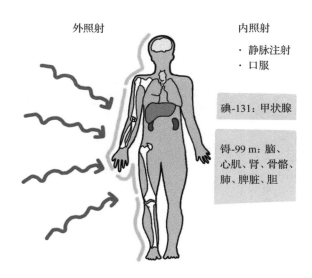

外照射

内照射
· 静脉注射
· 口服

碘-131：甲状腺

锝-99 m：脑、心肌、肾、骨骼、肺、脾脏、胆

核医学诊疗过程中的辐射

15. 核医学检查前有哪些注意事项？

由于核医学检查需要向受检者体内注射放射性核素，辐射会对一些特殊人群产生影响，体内注射放射性核素的受检者会成为可移动的放射源，所以核医学检查前有以下注意事项。

① 了解有无备孕、受孕、哺乳及近日做过放射科增强或造影检查等情况。

② 查看各种病史和检查资料，了解有无禁忌证，如碘-131 治疗甲状腺功能亢进症的禁忌证、有在备孕、受孕或哺乳的女性、中重度眼病患者、急性心肌梗死患者、严重肾功能障碍患者。

③ 排空小便，避免尿液污染体表和衣裤。

④ 有些核医学检查需要特殊准备，如甲状腺吸碘功能检查须至少提前两周禁食含碘食物，停用抗甲状腺药物，检查当天早晨禁食。

⑤ 若须进行多项核医学检查，各项检查不能在同一天进行。

核医学检查后有以下注意事项。

① 受检者在接受核医学检查后一段时间内需要和其他人适度隔离，避免亲密接触。

② 多饮水以快速清除体内的微量示踪剂。

③ 小便后要及时冲洗，避免污染环境。

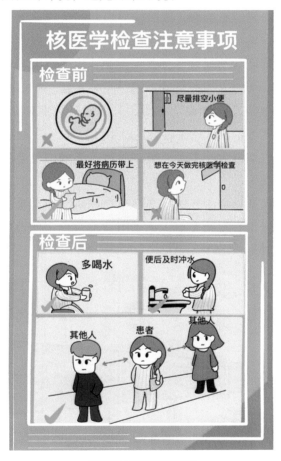

核医学检查注意事项

16. 电离辐射会对机体造成哪些危害？

人体受到电离辐射照射后，按照辐射引起的生物效应可分为确定性效应和随机性效应两大类。确定性效应指照射剂量超过规定阈值而发生的效应，效应的严重程度与剂量大小相关，例如，核事故以及较大放射性事故引发的放射病等，会对人体的血液系统、生殖系统、中枢神经系统及内分泌系统等造成损伤，出现头晕、乏力、骨髓增殖严重抑制、出血、感染、生殖功能受到影响等情况，严重者会危及生命。随机性效应没有剂量阈值，效应的发生概率与剂量大小有关，呈现线性、无阈的关系，例如，辐射诱发癌症及遗传疾病等。

在正规的核医学诊疗中，医生会严格按照防护原则来进行操作，保障患者或受检者免受不必要的照射，患者不会出现确定性效应，随机性效应的发生也是微乎其微。

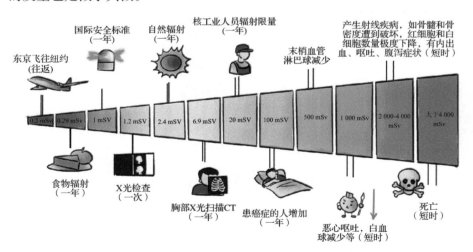

电离辐射的剂量大小与对人体的伤害程度的关系

17. ICRP 和 IAEA 是什么组织？

国际辐射防护委员会（International Commission on Radiological Protection，ICRP）于 1928 年在第二届国际放射学大会上成立，以回应医学界对电离辐射影响的日益关注。当时它被称为国际 X 射线和镭保护委员会，为了更好地考虑医疗领域以外的辐射使用，该组织经过重组并于 1950 年命名为国际辐射防护委员会。ICRP 包含一个主委员会，制定政策和提供总体指导的理事机构，以及一个秘书处，四个分委员会和一个任务组。ICRP 旨在为公众利益推进辐射防护学科的进步，特别是就电离辐射防护的各个方面提供建议和指导。

国际原子能机构（International Atomic Energy Agency，IAEA）是联合国系统内广为人知的全球"原子用于和平与发展"组织，也是核领域的国际合作中心。它是为了应对因核技术的发现和广泛应用而产生的恐惧和期望，于 1957 年成立。时至今日，IAEA 与成员国和世界范围内的多个伙伴合作，促进安全、可靠、和平地利用核技术，促进核领域科学技术合作，致力于核科学技术的安全、可靠及和平利用，为国际和平与安全和联合国"可持续发展目标"做贡献。

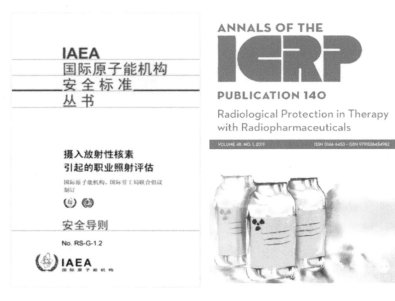

与 IAEA、ICRP 相关的文件及刊物

18. 核医学诊疗的防护要求有哪些？

任何的电离辐射活动，都必须遵循三原则：实践的正当性、防护的最优化和个人剂量限值。具体到核医学诊疗活动中对患者的防护须遵循以下三原则。

（1）核医学诊疗的正当性

应严格把握好适应证，若有临床指征或必须（如挽救生命）使用放射性药物时，应告知患者或受检者潜在风险并对诊疗方案进行修改，使风险发生的概率降到最低。应避免对受孕的妇女、哺乳期妇女、儿童（诊断）使用放射性药物进行诊疗。

（2）防护的最优化

保证医疗照射的质量，对患者剂量的估算和评价、放射性药物的质量控制和管理、医学设备的选择等进行考察；须考虑到不同人群接受核医学诊疗的风险；在使用放射性治疗药物之前，应严格按照流程进行信息核对；在诊疗过程中合理应用防护用品；对符合出院的患者提供指导等。

（3）有效控制施加给患者的药物活度

在保证诊疗目的的前提下尽可能降低放射性药物给药活度，以降低潜在风险的发生概率。

同时，也应对医务人员的职业照射水平进行控制，使其不能超过职业照射的基本限值。具体数值可参照《电离辐射防护与辐射源安全基本标准》（GB18871—2002）。

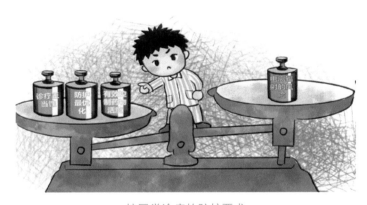

核医学诊疗的防护要求

第二章

核医学防护

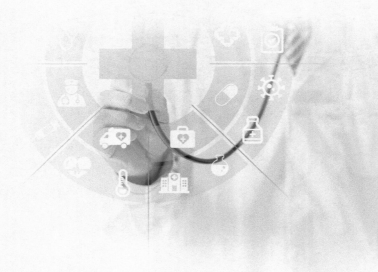

19．核医学诊疗操作主要的健康风险是什么？

核医学科医务人员在进行核医学诊疗中，同时存在受到外照射与内照射的风险，接触的射线类型主要是 γ 射线与 β 射线。外照射的来源主要分为三种情况：准备、配置药物；对患者使用药物；用药后的患者成为外照射源。内照射的来源主要是放射性核素形成的表面污染和空气污染通过呼吸道、消化道、皮肤和伤口进入人体。核医学诊疗中如果不注重防护，长期接受过量的内、外照射，可能引起辐射损伤，其表现形式可以是致癌风险、遗传风险的升高。正常情况下核医学科通过健康管理、个人防护、环境监测等措施有效管控医务人员的健康风险。在严格遵守放射卫生防护法规，执行放射卫生防护标准的医疗环境下，核医学科医务人员的年有效剂量与天然本底辐射相当，远低于标准规定的限值，可以认为核医学诊疗操作对医务人员的健康风险是处于可控范围内的、可以接受的水平。

20．操作放射性药物的基本要求有哪些？

核医学科需要根据业务种类为工作人员配备相应的防护用品，并对本科室的医务人员进行基本的放射防护培训，使其充分了解放射防护的必要性，掌握放射防护的基本原则，内、外照射的防护原则应该贯穿整个操作流程。

操作人员使用放射性核素时应该仔细核对核素的种类，即时检测放射性活度；操作挥发性核素时必须在通风柜进行，并佩戴口罩；给患者用药前要核对申请单信息是否匹配，确认给药方式为注射或是口服；给药完毕后检查是否有药物泄露，出现问题及时处理，防止放射性污染扩大；操作完毕离开放射性场所时应洗手并进行表面污染检测。整个过程需要操作人员充分掌握操作流程，熟练操作手法，快速、准确地完成整个过程，这样既能减少操作人员接触放射性核素的时间，也能保证给予患者合适活度的放射性核素药物。

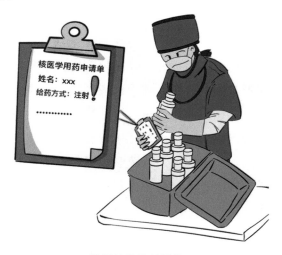

放射性药物的操作

21. 操作放射性碘化物等挥发性药物或气体药物时有何要求？

挥发性药物或气体药物可以通过呼吸道进入人体，产生内照射危害，常用的碘-131 误吸后会靶向沉积在甲状腺，破坏甲状腺组织，因此操作此类放射性药物时应严格遵守操作规范。医务人员操作放射性碘化物等挥发性药物或气体药物时应在专用的通风橱内进行，工作中保持通风橱良好通风与足够风速（一般不小于 1 m/s），并按操作情况进行气体或气溶胶放射性浓度的常规监测以及必要的特殊监测。同时工作人员应使用过滤式口罩，防止误吸挥发性碘化物，必要时应监测甲状腺功能。

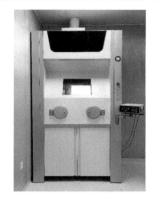 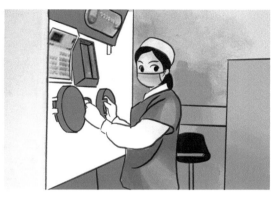

通风橱

22．如何正确使用辅助防护设施？

核医学科根据工作需要，应配备多种类型的辅助防护设施。双人间病房需要配备移动铅屏风防止用药后患者间相互照射；放射性药物操作间需要配备带有屏蔽功能的容器、托盘、长柄镊子、分装柜、生物安全柜、屏蔽运输容器和放射性废物桶等辅助用品，减少整个备药过程的放射危害；护士注射放射性药物时需要配备注射器屏蔽套。

辅助防护设施同样需要做好以下保养与维护事项。

① 做好去污工作，保持防护用品表面清洁；

② 辅助防护设施须存放在阴凉干燥处，避免生锈；

③ 定期更换防护用品。

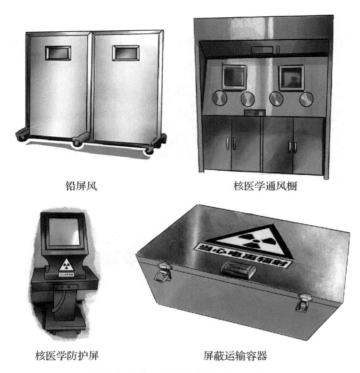

铅屏风　　　　　　　　　　　核医学通风橱

核医学防护屏　　　　　　　　屏蔽运输容器

核医学科多种类型的辅助防护设施

23. 如何正确去除表面放射性污染？

　　医务人员在操作放射性药物时，往往不可避免地会使场所、设备，甚至人体表面沾染放射性物质，为了有效去除放射性污染，核医学科需要配备去污用品。常用的去污用品包括一次性防水手套、气溶胶防护口罩、安全眼镜、防水工作服、胶鞋、去污剂和（或）喷雾（加入清洗洗涤剂和硫代硫酸钠的水等）、小刷子、一次性毛巾或吸水纸、毡头标记笔（水溶性油墨）、不同大小的塑料袋、消毒酒精湿巾、胶带、标签、不透水的塑料布、一次性镊子。

　　对污染的皮肤与毛发，可用软毛刷辅以合适的去污剂轻柔刷洗，过程中注意防止损伤皮肤。清洗完后涂以油脂保护皮肤，预防龟裂。眼睛受到污染时可用加入去污剂的水冲洗。

对污染的场所、设备表面需要根据具体情况，如材料、大小、经济价值等决定去污试剂与操作方法，比如轻中度污染的衣服可以添加洗衣粉在洗衣机中清洗，重度污染的衣服则需要剪去相应部位。

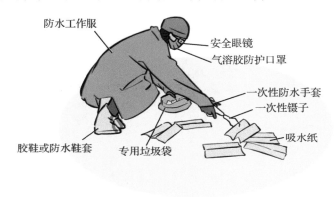

防水工作服

安全眼镜
气溶胶防护口罩

一次性防水手套
一次性镊子

吸水纸

胶鞋或防水鞋套　专用垃圾袋

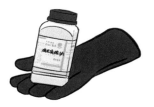

去污剂（加入清洗洗涤剂和硫代硫酸钠的水）

常用去污用品

24．如何进行碘-131治疗？

碘-131因其浓集于甲状腺的特征，一直是治疗甲状腺疾病，包括甲状腺功能亢进与甲状腺癌的首选药物。碘-131治疗前，医务人员应通过患者的症状和体征，评估患者的病情；通过实验室检查和影像检查确认患者的甲状腺大小和功能，制订合适的治疗方案，确定治疗剂量；将治疗方案详尽地告知患者并征求其同意，同时告知治疗前后的注意事项。治疗当日，医务人员应先做好患者宣教工作，然后佩戴好个人防护用品，根据治疗剂量在放射性核素操作室的通风橱中分装碘-131，用活度计测量剂量，最后在治疗室中让患者全部服下，服用过程应小心谨慎，避免洒漏。治疗完毕后可以通过甲状腺功能检测、碘-131 显像等评估治疗效果。

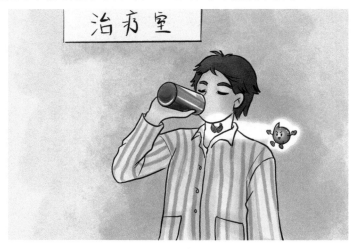

碘-131 治疗

25. 粒子源植入治疗的一般要求有哪些？

粒子源植入治疗指的是将特制的含有放射性核素的密封源通过手术植入到患者的肿瘤病灶中，利用放射性核素发出的射线杀伤肿瘤细胞，达到治疗目的的一种医疗技术，当前主要使用的粒子源为碘-125、金-198、钯-103 等粒子源。

粒子源植入手术室应当配备粒子源剂量测量仪器、辐射防护监测仪、CT 机、X 射线机、B 超等影像设备以及粒子植入治疗的放射治疗计划系统；术前应做好患者档案登记与治疗方案质控；术中应佩戴好个人防护用品，严格按照影像引导精准操作，确保粒子源植入到位；术后应妥善处理放射性废物，做好环境监测，以防粒子源遗失。

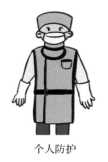

个人防护

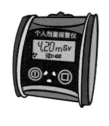

监测仪

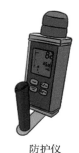

防护仪

植入粒子源的一般防护

26. 粒子源如何储存？

核医学科应当设置专用的粒子源库。粒子源应当储存在屏蔽容器内，保证容器表面的辐射水平应低于 20 μSv/h，并在容器标签上标明粒子源的数量、使用情况等信息。每次粒子源入出库应做好档案登记，包括详细记录日期时间、入库活度和（或）数量、送货人、接收人、出库活度和（或）数量、去往场所、出库经手人、接收人等。日常工作中需要定期核实粒子源数量、监测储存库环境，以防粒子源丢失。使用完毕的粒子源应存放在专用铅罐中，由厂商集中回收。

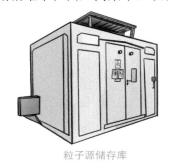

粒子源储存库

粒子源屏蔽容器

粒子源档案登记

27．如何进行粒子源植入治疗？

操作人员应在不低于 0.5 mm 铅当量的屏风后分装粒子源，屏风上应有铅玻璃观察窗。使用粒子源时，操作人员需要提前佩戴好防护用品，其中铅衣厚度不小于 0.25 mm 铅当量，对性腺等敏感器官的防护要求应该不小于 0.5 mm 铅当量；操作粒子源严禁用手直接接触，应该使用长柄镊子轻拿轻放，避免损坏包壳；操作人员应该对整个植入过程充分了解，制订翔实的操作计划并熟悉操作流程，在整个操作流程中与粒子源保持适当距离，尽可能缩短操作时间；植入完毕后需要对植入区的正、侧位拍摄平片，核实粒子源个数，排除粒子源遗漏可能。

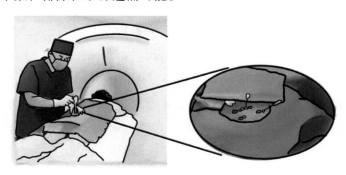

粒子源植入治疗

28．如何实现粒子源植入治疗患者的放射防护最优化要求？

核医学科医生应根据影像诊断结果，分析及确定肿瘤范围，勾画准确的肿瘤靶区。根据肿瘤类型、肿瘤靶区制订治疗计划，选择合适的粒子源种类，确定所需的粒子源总活度、靶区所需粒子源个数和粒子源的预计分布，保证肿瘤内剂量分布均匀的同时，最大程度减少周围正常组织的吸收剂量。治疗中先将周围正常组织尽可能地移开，然后在 X 射线、超声等影像设备的引导下，通过植入针准确无误地将粒子源植入肿瘤靶区，保护靶区相邻的重要器官。术后通过影像检查确保粒子源数量与分布准确无误，同时可以得出粒子源的放射剂量分布图，用于验证剂量分布与治疗计划的一致性。

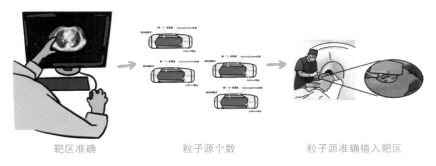

靶区准确　　　　　　　粒子源个数　　　　　　粒子源准确植入靶区

29. 放射性核素敷贴治疗器的一般要求有哪些?

　　放射性核素敷贴应选用发生 β 衰变的核素作为敷贴药物，如锶-90 和磷-32。放射性核素敷贴器一般由专门的厂家制作，每一份敷贴器应当附带说明书及检验合格证书，并应有生产批号和检验证书号。说明书上应写明编号、核素种类、辐射类型与能量、使用须知、生产单位等信息。商用敷贴器应当具有源箔、源壳、源面保护膜、铝合金保护环框、源盖与把手等固定装置，表明限用日期。除自制敷贴器，敷贴源投入临床使用前应有法定计量机构认可的源面照射均匀度和源面空气吸收剂量率或参考点空气吸收剂量率的测量数据，其不确定度应在 −5% ~5% 之间，并附带有剂量检定证书。自制敷贴器的处方剂量应根据病变性质和病变部位确定，根据处方剂量和面积大小确定所用放射性核素活度。眼科用敷贴器可以根据不同角膜、结膜病变的形态来制成不同形状以满足治疗需求。废弃敷贴器应按放射性废物严格管理。

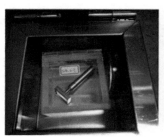 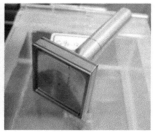

放射性核素敷贴治疗器

30．自制磷-32 敷贴器的特殊防护要求有哪些？

磷-32 敷贴器由放射性核素磷-32 均匀地吸附在滤纸上制成。敷贴器制作单位应配备活度计、β 射线污染检查仪与专业制作工具；制作场所应使用容易去污的材料；敷贴器制作应在通风橱中进行，工作人员做好个人防护；制成的敷贴器表面应保持干燥，磷-32 分布均匀。敷贴器应做好档案管理，记录活度、数量、使用记录等。治疗中应在敷贴器与患者表皮间垫塑料薄膜，避免直接接触患者皮肤；敷贴器不接触患者的表面也须覆盖一层不小于 3 mm 的橡胶皮，减少不必要的辐射。自制的敷贴器应对其数量、活度、使用情况等进行登记，做好管理工作。

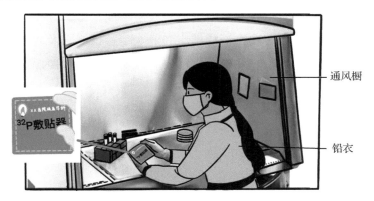

自制磷-32 敷贴器

31. 如何进行放射性核素敷贴治疗？

实施放射性核素敷贴治疗前要仔细核对患者信息，详细登记治疗日期、使用敷贴源的编号、辐射类型、活度、照射部位与面积，将治疗卡发放给患者，治疗卡上应写明患者姓名、性别、年龄、住址、诊断和照射次数等信息。每次治疗前操作人员要佩戴好个人防护用品，收回治疗卡，然后取出敷贴器实施敷贴治疗。治疗过程需要用厚度不小于 3 mm 的橡皮板保护靶区周围的正常组织，对颜面部位的病变，屏蔽其周围正常皮肤；对其他部位的病变，则在病变周围露出正常皮肤不大于 0.5 cm^2，并在敷贴器与患者皮肤之间垫一层塑料薄膜后，将敷贴器紧密贴在病变部位。时间较长的治疗可以用胶布固定敷贴器，如难以固定，可以让患者或陪护用手或是长柄辅助工具按压敷贴器。治疗过程中应有专人使用能报警的计时器控制照射时间。治疗过程中应密切观察治疗反应和病变治疗情况，及时调整照射剂量，防止产生并发症。治疗完毕后收回所有敷贴器，放回储源箱并发还治疗卡。

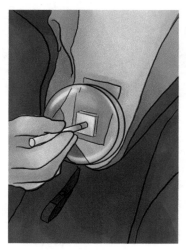

放射性核素敷贴治疗

32．注射放射性药物时如何防护？

医务人员进行放射性药物注射操作前应穿戴好铅衣、铅眼镜等个人防护用品，准备大小合适的注射器、放射性药物、棉球等注射用品，注射窗口应配备铅板、铅玻璃等辅助防护用品。取药时使用准备好的无菌针向药瓶中注射相同量的空气，将药瓶稍微倾斜，然后将药液抽取出来应及时吸附渗药。注射时须准确定位静脉位置，将药物全部注入，当患者静脉血管情况比较差，穿刺困难时使用 24 G 头皮针实施穿刺。首先建立静脉通路，在冲管时采用，穿刺成功之后再推注药物。利用生理盐水对导管进行冲洗，以免导管出现堵塞的现象。注射结束后对进针处进行有效按压，防止渗血渗药。

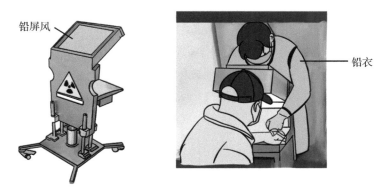

铅屏风

铅衣

在核医学科注射台注射放射性药物

33. 如何进行体外放射免疫分析？

放射免疫技术是一种通过放射性核素标记抗原抗体，利用其高度灵敏性、精确性的抗原抗体反应进行体外测定超微量物质的技术，目前临床采用的核素以碘-125 为主。放射免疫技术应用广泛，常用于检测内分泌激素、肿瘤标志物、药物代谢、抗体等，在临床诊疗中发挥重要作用。

体外放射免疫分析使用患者的血清，具体操作步骤如下：

① 在血清中加入特异抗体和待测样品（待测抗原或标准抗原）；

② 加入标记抗原，使其充分发生抗原抗体反应，血清样品中的待测抗原和标记抗原竞争性地与特异抗体结合；

③ 分离标记抗原和标记抗原抗体复合物；

④ 用 γ 计数器测量两者放射性；

⑤ 用呈梯度浓度的已知含量标准品制作剂量反应曲线，根据两者放射性在标准曲线上查找对应待测样品含量。

体外放射免疫分析所使用的试剂放射性很低，可以在一般化学实验室进行，医务人员在操作时可以按需佩戴个人防护用品，避免直接接触试剂，操作完毕后妥善处理放射性废物，放射性较低的可以作为非放射性废物处理。

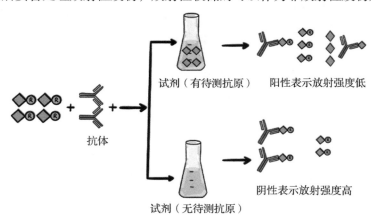

试剂（有待测抗原）　　阳性表示放射强度低

抗体

试剂（无待测抗原）

阴性表示放射强度高

体外放射免疫分析

34. 呼气试验需要进行辐射防护吗？

呼气试验是利用碳-13 或碳-14 标记的尿素测量幽门螺杆菌的试验，流程较为简单：受检者在空腹时服用含有标记尿素的药物，间隔约半小时后向专用的集气袋吐气，医务人员将集气袋上机检测受检者带菌情况。如果受试者携带幽门螺杆菌，服下的药物会在细菌的作用下分解成 $^{13}CO_2$ 或 $^{14}CO_2$，其中 $^{13}CO_2$ 没有放射性，集气袋无须特殊处理。$^{14}CO_2$ 有放射性，但是几乎可以忽略不计，一般无须采取防护措施，检查完毕后妥善收集集气袋即可。

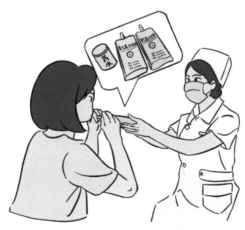

呼气试验

35. 放射性药品的管理要求是什么？

　　放射性药品是指用于临床诊断或者治疗的放射性核素制剂或者其标记药物。主要包括裂变制品、堆照制品、加速器制品、放射性同位素发生器及其配套药盒、放射免疫分析药盒等。

　　为了从事放射性药品使用工作，核医学科应按照国家有关放射性同位素安全和防护的规定，向所在地的省、自治区、直辖市药品监督管理部门申请《放射性药品使用许可证》。许可证有效期为5年，期满前6个月，医疗单位应当向原发证的行政部门重新提出申请，经审核批准后，换发新证。科室应配备拥有相应资质的技术人员。配制、使用放射性制剂，应当符合《中华人民共和国药品管理法》及其实施条例的相关规定。使用放射性药物时需要对放射性药物进行临床质量检验，收集药品不良反应等，并定期向所在地药品监督管理、卫生行政部门报告。放射性药品使用后的废物，必须按国家有关规定妥善处置。

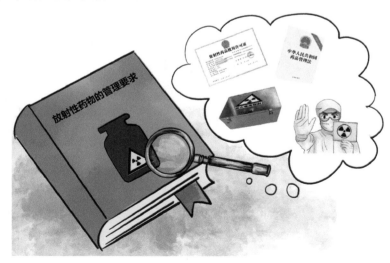

放射性药物的管理要求及相关制度

36．如何储存放射性药物？

　　储存放射性药物的场所，应当按照国家有关规定设置明显的放射性标志，其入口处应当按照国家有关安全和防护标准的要求，设置安全和防护设施以及必要的防护安全联锁、报警装置或者工作信号。对放射性药物储存场所应当采取防火、防水、防盗、防丢失、防破坏、防射线泄漏的安全措施。放射性药物的包装容器应当设置明显的放射性标识和中文警示说明，配备适当的屏蔽物。放射源上能够设置放射性标识的，应当一并设置。放射性同位素应当单独存放，不得与易燃、易爆、腐蚀性物品等一起存放，并指定专人负责保管。储存、领取、使用、归还放射性同位素时，应当进行登记、检查，做到账物相符。每次按需取用，使用完毕后剩余的放射性药物应立即送回原地安全储存。取用、运输放射性药物应使用专用容器，运输中做好固定措施。

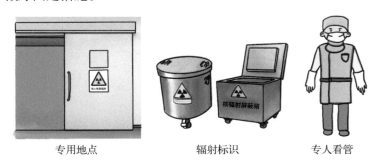

　　专用地点　　　　　　辐射标识　　　　　专人看管

放射性药物储存要求

37. 如何确保核医学诊疗用药安全？

患者摄取精准活度的放射性核素是核医学诊疗效果的关键，医务人员应在诊疗流程的每个环节中注重活度精准，确保最终摄取活度的准确性。医生应根据患者的症状、体征、实验室检查、影像检查结果判断患者病情，结合核医学诊疗参考水平，制定合适的用药活度，以尽量低的活度达到较好的诊疗效果。护士在给药前需要仔细核对患者身份信息与所做的检查或治疗项目，在取药时应严格按治疗计划取相应活度的药物，并用活度计检测药物活度，注射药物时应把药物全部注入患者体内，避免渗漏。保证患者摄入准确活度的放射性药物，确保诊疗效果。

38. 核医学科的医务人员和患者受到的照射方式有哪些？

核医学科是使用不同放射性核素标记的药物进行疾病诊治的特殊科室，各种放射性核素放出的射线有所不同，核医学科工作人员就是与这些射线打交道的医务工作者。核医学科医务人员在日常的诊疗活动中常以外照射的形式接触到 γ 射线与正电子湮灭产生的光子，尤其是护士在注射放射性药物的时候。少数情况下，在分装药物或给药过程中由呼吸道吸入而面临内照射风险。因此核医学科医务人员需要佩戴相应的防护用品保护敏感器官，尽可能地降低受照水平，减少辐射损伤。而患者由于注射或服用放射性药物，大多为内照射情况，但在 PET/CT 或 SPECT 检查过程中，会接受到来自检查设备的外照射。同时还要注意接受了核药物诊疗的患者也会对与其近距离接触的人员产生外照射，因此要尽量减少患者之间、患者与医务人员、患者与公众的接触。

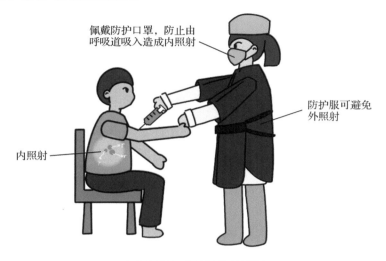

佩戴防护口罩，防止由呼吸道吸入造成内照射

防护服可避免外照射

内照射

患者与医务人员受到的照射

39. 核医学诊疗患者防护的关键人群有哪些？他们受到的辐射严重吗？

核医学科的检查与放射科的检查一样，都会产生一定的辐射，不同之处在于放射科检查的辐射来源于 X 射线，核医学科检查的辐射来源于患者摄入放射性核素药物放出的 γ、β 等射线，两种检查的辐射量相近。每一位核医学科医务人员都需要保证对患者实施的核医学诊疗符合正当性原则，确保患者获得的利益远大于受到的辐射危害。医生应当根据患者的病史、体格检查以及生化检查结果来采用适合的诊疗手段。由于儿童属于电离辐射敏感人群，更易受到电离辐射损伤；孕妇也属于敏感人群，受照后会增加自然流产、胎儿畸形、婴儿低出生体重、婴儿先天性疾病等不良结果的风险。因此，尤其要注意育龄妇女、妊娠妇女与儿童开具核医学诊疗的正当性。ICRP 第 102 号报告显示：常规 X 射线平片的剂量不超过 0.7 mSv，造影显像后提高至 1.5～7.2 mSv；CT 检查的剂量在头部最低，仅有 2 mSv，胸、腹部较高，分别为 8 mSv 与 10 mSv；核医学检查中剂量较高的心肌显像为 6 mSv，PET 头部显像为 5 mSv，骨显像为 4 mSv，其余均不超过 1 mSv；有研究表明，服用碘-131 治疗甲状腺肿瘤的患者一年内的有效剂量约为 50 mSv。另外，哺乳期妇女在病情需要的情况下是可以接受核医学诊疗的，但是要注意在一段时间内需要暂停哺乳，避免核药物通过乳汁影响幼儿健康。

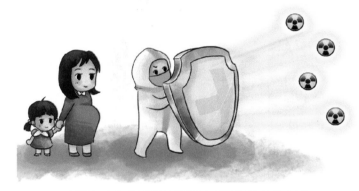

妊娠妇女与儿童是核医学诊疗防护的关键人群

40. 核医学诊疗中如何做好患者防护？

核医学科医务人员应当评估患者进行核医学诊疗的必要性与合理性，为患者选择合适的药物，尽量以最小的剂量获取最好的诊疗效果；如果科室引进了新的诊疗技术，要及时通知临床科室的医生，为患者的诊疗提供更好的选择；如果患者需要接受高剂量的诊疗活动，需要告知患者注意个人防护，包括与公众保持距离、避免乘坐公共交通工具、居家自觉隔离等。核医学技术人员应当在预约时充分告知患者注意事项，并且在检查当日仔细核对患者信息与对应的核药物种类与用量；给患者注射放射性药物时必须小心谨慎，检查有无药物泄露；给患者服用放射性药物时也要提醒患者小心，避免药物泼洒。胚胎、胎儿、婴幼儿和儿童处于对电离辐射敏感的时期，受照后产生随机性效应的风险会增加，在极端事故情况下，可能会造成胚胎死亡、胎儿畸形、胎儿神经系统发育不良和增加致癌、致畸风险等，所以在非必要的情况下，尽量不给儿童、孕妇和哺乳期妇女开展核医学诊疗。但这些并不是绝对禁忌，需要考虑应用核医学诊疗带来的益处和危害，权衡利弊而作出决定。

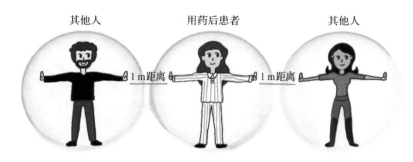

用药后患者须与其他人保持一定的距离

41. 儿童可以接受核医学诊疗吗？

儿童处于生长发育阶段，组织器官具有更高的辐射敏感性，更容易受到辐射损伤，增加致癌风险。因此在非必要的情况下，最好优先选择非放射性检查，尽量不给儿童开具核医学检查项目。如对儿童进行骨密度检查时，应当首选超声骨密度测量仪。如果患儿确有需要，医生会根据儿童的具体情况，如体重、体表面积等调整放射性核素的用量。对儿童进行核医学诊疗时，应与儿科医生协同进行，必要时可采取谨慎的镇静措施或固定方法，以确保诊疗的顺利进行。

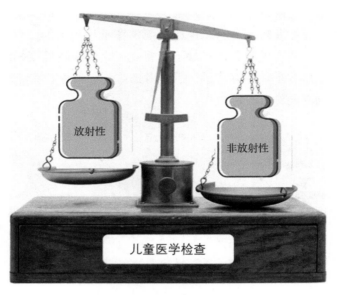

儿童医学检查优选非放射性检查

42. 孕妇是否可以进行核医学诊疗？

出于安全方面的考虑，ICRP 将胎儿的剂量限值设置为不超过 1 mSv。所以如果孕妇确实需要做核医学检查，则要在保证检查质量的同时，尽可能降低对胎儿的照射。比如，减少放射性药物注射剂量，延长采集时间；一个检查可以用多种放射性药物来进行且效果相差不大时，优先用对胎儿影响小的；叮嘱患者多喝水勤排尿，尽量降低离子宫最近的膀胱内的辐射剂量。需要注意的是，由于碘-131 会通过胎盘被胎儿甲状腺摄取，所以胎儿甲状腺接受的剂量会远高于胎儿全身的剂量，碘-131 可能造成胎儿永久性甲亢或发生甲状腺肿瘤，因此放射性碘治疗或诊断都禁用于孕妇。

43．哺乳期妇女是否可以进行核医学诊疗？

许多放射性药物可经乳汁转运到婴儿体内，一般情况下，应推迟对哺乳期妇女进行放射性药物的体内检查。但在危及生命的情况下，如果没有替代的诊疗方法，还是应当考虑采取核医学诊疗。因此，哺乳期妇女如必须进行核医学检查，应根据所用放射性药物在乳汁中分泌情况确定暂停哺乳时间，以减少给婴儿带来不必要的照射。具体的暂停哺乳时间，根据母乳喂养医学会临床指南实施。使用碘-131进行甲状腺疾病治疗前，应完全停止母乳喂养，同时建议在接受治疗剂量的碘-131之前至少4周停止母乳喂养，避免治疗期间突然断奶，儿童因无法接受而哭闹，母亲被迫给孩子哺乳的风险，减少对乳房的辐射剂量，并降低因乳汁泄漏放射性碘而导致衣物污染的风险；使用碘-123显像时，暂停时间最长3周；使用锝-99m进行显像诊断时，应根据显像剂种类而定，哺乳期妇女在接受^{99m}Tc-磷酸盐、^{99m}Tc-红细胞或^{99m}Tc-DTPA等放射性药物后，至少4 h内不得给婴儿哺乳；若是其他的^{99m}Tc-放射性药物，需要停止哺乳12 h，最长24 h。一般来说，辐射剂量 <1 mSv不需要中断母乳喂养。而IAEA建议，为避免外照射和显像剂中的游离锝-99m的存在，不论进行何种核医学诊断，都应中断母乳喂养4 h或一次喂养。

44. 在核医学科诊断的患者用药前后应如何管理？

应注意将用药前的患者与用药后的患者分开管理，将用药前的患者视作普通门诊患者，有专门的候诊区域，避免接触用药后的患者。在注射放射性药物后，患者带有一定的放射性，接受检查之前必须在独立的候诊区等候，以免对其他未注射药物的患者或陪同人员造成不必要照射。患者根据检查项目的不同，等候的时间从十几分钟到几个小时不等。扫描后的患者并不能马上离开，需要医生判断显像成果是否清晰、足以达到诊断要求，因此有条件的科室需要设置一处留观室，留观室要求与注射后候诊室类似。

患者体内 70% 的放射性药物都是通过粪便或尿液排出体外的，此时患者的排泄物也具有一定的放射性，因此患者候诊区必须设置独立的卫生间，卫生间污水也需要专门收集到衰变池，经处理后才可排放。

同时，核医学科医务人员应对已施用放射性药物的患者提供书面和口头的指导，以便他们在出院后还能有效地限制其护理人员和公众所受的照射，减少与其家庭成员尤其是未成年人和孕妇等的接触。

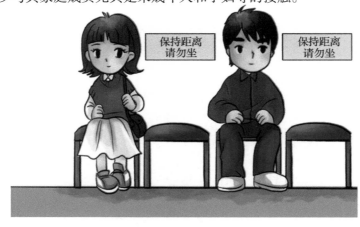

核医学诊断后的患者应保持距离

45. 核医学科诊断患者用药检查后应如何减少放射性药物在体内滞留？

放射性核素在体内长时间滞留，会造成放射性核素内污染，引起内照射损伤，甚至可能引起恶性肿瘤等疾病。因此，在显像诊断后，尤其是在检查后的短时间内，患者（特别是儿童）应多饮水、多排泄，以加快排出放射性药物。正常的核医学诊疗实践所注射或摄入的放射性药物剂量是安全的，遵医嘱进行诊疗，预防后期药物排出不足而引起内照射损伤。但在临床上，若不慎使大量高锝酸钠进入体内，口服碘化钾 100 mg/d 或高氯钾 100 mg，3 次/d，可减少或阻止锝的吸收，或加速其从体内排除，从而降低锝在甲状腺、胃肠道内的滞留。同时可以通过大量饮水，口服氢氯噻嗪，每天 2 次，每次 50 mg 以加速排除。若不慎大量摄入磷-32，应尽早服用硫酸铁和硫酸铋，在胃肠道内阻止或减少磷-32 经胃肠道的吸收，增加排除量；也可服用甲状旁腺激素、稳定性磷制剂或含磷量高的食物（如卵黄），促进体内滞留的磷-32 向体外排出。

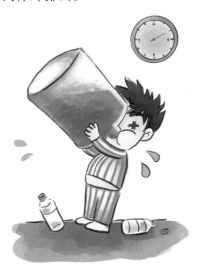

大量饮水可以加速排出放射性药物

46. 放射性药物进入人体后如何廓清?

经静脉注射的核素不需经任何吸收过程即能迅速把核素分布于全身或某种器官组织内。此后,体内的放射性核素可以经由肾、肠道、呼吸道、肝胆系统、乳腺、汗腺、皮肤和黏膜等排出体外,也可以由其自身的物理衰变而减少,这一过程称之为廓清。自身体排出的主要途径是经肾脏和肠道排出。凡吸收入血的可溶性放射性核素,如碘-131、氟-18 主要经肾脏随尿排出。核医学科常用的锝-99m,自血液的廓清速度很快,在锝-99m 离开血液后,选择性地浓集在唾液腺、甲状腺、胃及肠道,分布在肝脏和其他器官中较少,后期主要经肾脏和肠道排出。如果吸入到体内的是气态或挥发性放射性核素,主要通过简单扩散方式经呼吸道排出。通过乳腺、汗腺、皮肤和黏膜等也可以排出放射性核素。但值得注意的是,有些核素,比如碘化物或碘的任何离子形式(碘-131、碘-123 等),以及锝-99m 等可以经乳汁传递给婴幼儿或通过胎盘传递给胎儿,婴幼儿肝肾功能尚未发育成熟,对放射性核素的排出能力较成年人更差。

47．如何做好核医学敷贴治疗
患者的防护与管理？

在实施核医学敷贴治疗前应详细核对患者的基本信息和治疗信息（如治疗部位及面积）。实施敷贴治疗时不应将敷贴源带出治疗室外。应用不小于 3 mm 厚的橡皮泥或橡胶板等屏蔽周围的正常组织。对颜面部位的病变，屏蔽其周围正常皮肤；对其他部位的病变，则在病变周围露出的正常皮肤不大于$0.5 \ cm^2$，并在周围已屏蔽的皮肤上覆盖一张玻璃纸或塑料薄膜后，再将敷贴器紧密贴在病变部位。敷贴治疗时，照射时间长的可用胶布等固定，请患者或陪同人员协助按压敷贴器，照射时间短的可由治疗人员亲自按压固定敷贴器，有条件者可利用特制装置进行远距离操作。应当注意的是，在使用自制敷贴器实施治疗时，应由医务人员操作，保证敷贴器不接触患者皮肤，并且在不接触患者皮肤的一面用不小于 3 mm 厚的橡皮泥或橡胶板覆盖屏蔽。

48．如何做好核医学住院治疗
患者的防护与管理？

接受放射性药物治疗的住院患者，须设置独立的放射性患者病房，病房应以单人间为主，最多不超过双人的标准，禁止无关人员进入。在隔离住院期间，患者的日常活动都要限制在核医学科的病区内，病区相对独立。

核医学科会为住院患者提供有防护标志的专用厕所，专用厕所具备将患者排泄物迅速且全部冲入放射性废液衰变池的条件，而且随时保持便池周围清洁，患者在住院治疗期间不得使用其他厕所。如果无专用厕所，核医学科应该根据核素排泄特点，为住院患者提供具有辐射防护性能的尿液、粪便和呕吐物收集器。住院期间患者的饮食由外界配送，医务人员的查房与问询也尽量通过远程视频的形式完成。

49. 碘-131 治疗后的住院患者应该遵循哪些防护要求？

碘-131 治疗病房可设置采光窗，采光窗应进行必要的防护，使其符合国家规定。病房区应有独立的通风系统，通风管道应有过滤装置，并定期更换，更换的过滤装置按放射性固体废物处理。

病房内应设置患者专用厕所和淋浴间，厕所内应有患者冲厕所和洗手的提示 。碘-131 治疗的住院患者的排泄物不应直接排到医院的公共污水管道，应先经过衰变池的衰变。下水管道宜短，露出地面的部分应进行防护和标记。应减少放射性废物的产生量。患者食物宜选用产生粪便少的食材。在碘-131 病房区应使用专用的保洁用品，不能和其他场所（包括核医学科其他放射性场所）混用，病房区域内应有存放及清洗保洁用品的场所。

向病房内传递生活必需品，应通过病房外的缓冲区传递。分装室与给药室之间药物传递应便捷，分装好的碘-131 宜采用机械或自动、半自动的方式传递到给药室，给药过程应有监控。分装室应设置医务人员通过间，通过间应配备表面污染检测及剂量率检测仪表及清洗设施。

除医务人员之外的人员不应进入病房。病房区域内应配备测量患者体内活度的设备或可测量周围剂量当量率的仪器，配备对讲、监控等设施。医务人员宜通过视频及对讲进行查房等医疗活动。当医务人员必须进入专用病房对患者进行救治时，应穿戴个人防护用品。患者使用过的被服应先进行存放衰变，衰变至少一个半衰期后再进行清洗。

50．粒子源植入患者应该遵循哪些防护要求？

将放射性粒子源植入患者肿瘤靶区，放射性粒子在患者体内持续不断发出射线，可对肿瘤进行不间断地照射，增加放射生物效应，提高放疗疗效。患者植入粒子源之后，成为了一个移动的放射源，所以要对患者及其陪护进行有效的管理，以防造成不必要的放射性危害。

① 植入粒子源的患者宜使用临时专用病房并将其划为临时控制区。如无专用病房，患者床边 1.5 m 处应划为临时控制区。控制区入口处应有电离辐射警示标志，除医务人员外，其他无关人员不应入内，患者也不应随便离开。医务人员查房或家属成员如需长时间陪护时，应与患者保持 1 m 以上的距离。植入粒子源的患者，当有人接近时应当在植入部位对应的体表进行适当的辐射屏蔽。

② 植入粒子源的前列腺患者和胃肠道患者应使用专用便器或专用浴室和厕所。前列腺植入粒子源的患者为防止粒子源随尿液排出，在植入后两周内，应使用容器接尿液。如果发现植入的粒子源流失到患者的膀胱或尿道，应用膀胱内镜收回粒子源并放入铅罐中储存。当患者或家庭成员发现患者体外的粒子源时，不应用手拿，应当用勺子或镊子夹取粒子源，放在预先准备好的铅容器内，并将容器返还给主管医生。肺部或气管植入粒子源患者，在住院期间应戴口罩，以避免粒子源咳出丢失在周围环境中，如发现粒子源咳出，应报告主管医生并采取相应的应急措施。

③ 植入粒子源出院患者应建立登记制度，并给患者提供一张信息卡，出院患者在临时控制区内的任何物品在搬离病房之前都应进行监测，被污染物品按放射性废物处理。

51. 是否可以陪同或探视核医学诊疗的住院患者？

患者在注射放射性核素后成为了一个"移动的放射源"，在一段时间内持续不断向周围发出射线，这会使长期陪护人员受到一定的照射，可能会产生一定的健康隐患。因此，在一般情况下不建议对核素治疗的患者进行陪护，可根据患者情况对接受核医学诊断的患者进行适当陪护。如果病情需要陪护时，医务人员应该对陪护者做好放射防护宣教工作，遵循外照射防护三原则，减少近距离接触时间，采用铅屏风防护，陪护工作结束后立刻离开病房区域。陪护人员的选择要尽量排除孕妇与 3 岁以下儿童，对于 3 岁~10 岁儿童每次接受的剂量一般不应超过 1 mSv，即使 10 岁以上的人员每次接受的剂量也不应超过 3 mSv。

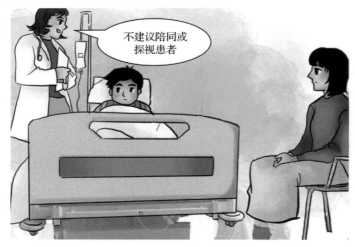

不建议陪同或探视核医学诊疗的住院患者

52. 核医学治疗的住院患者什么时候可以出院？

对接受放射性药物治疗的住院患者，仅当其家庭成员中的成人所受剂量不可能超过 5 mSv，其家庭成员中的婴儿和儿童以及其他公众所受剂量不可能超过 1 mSv 时，才能允许患者出院。接受碘-131 治疗患者按照国家规定的要求进行出院管理，其体内放射性活度降至低于 400 MBq 之前不得出院。表 1 是核医学治疗患者出院时的要求。

表 1 放射性核素治疗患者出院时体内放射性活度要求

放射性核素	主要发射/keV			半衰期/d	患者出院时体内放射性活度要求/MBq
	β_{max}	β_{ave}	γ 及 X		
^{111}In	245	—	204	2.8047	≤470
^{131}I	606	—	364	8.020 7	≤400
^{153}Sm	881	224	103	1.93	≤5 200
^{186}Re	1 070	349	137	3.8	≤5 700
^{188}Re	2 120	—	155	0.7	≤5 800
^{198}Au	1 372	—	411	2.696	≤690
^{205}Tl	167	—	61	3.038	≤3 100

注：资料基于 IAEA 第 63 号安全报告。

53. 核医学治疗的住院患者出院后有什么注意事项?

为了避免患者出院后体内残留的放射性核素对周围人群产生危害,在患者接受治疗前,医务人员就会做好充分的宣教工作:在病房内隔离时间至少为一个治疗周期,达到规定时间后测量体内的放射性活度,当活度不超过相关标准规定后方可出院,如果未达到出院要求需要继续隔离至符合出院要求为止。在出院当天应该避免乘坐公共交通工具,尽量乘坐私家车直接返回居所,居家隔离至少一个月。患者出院后两周内,应尽量避免到人员密集的公共场所,回家后应该住单人间,单独使用生活用品与卫生用品,大小便后也要充分清理便池,防止污染便池外的环境。要减少与其他人亲密接触,尤其要减少与孕妇及婴幼儿的接触,尽量保持 1～2 m 的距离。

54. 核医学科需要提供哪些个人防护用品?

由于核医学科工作的特殊性,防护用品分为内、外照射两个用途。为了保护医务人员,核医学科需要根据特定的场所与诊疗方式配备合适的防护用品。外照射方面,在普通核医学科和 SPECT 场所必须配备铅橡胶衣、铅橡胶围裙和放射性污染防护服、铅橡胶围脖,并根据实际情况配备铅橡胶帽、铅玻璃眼镜,对陪同患者的人员提供铅衣、铅围脖等防护用品;在正电子放射性药物和碘-131 的场所必须配备防止放射性污染的防护服;进行敷贴治疗时需要配备有机玻璃眼镜或面罩，对患者也需要用不小于 3 mm 厚的橡皮泥或橡胶板遮挡重要器官；进行粒子源植入时必须配备铅橡胶衣、铅玻璃眼镜、铅橡胶围裙或三角裤，选配铅橡胶手套、铅橡胶围脖、0.25 mm 铅当量防护的三角裤或三角巾，同时也需要对植入部位对应的体表进行适当的辐射屏蔽。内照射防护用品主要包括口罩、手套、帽子、呼吸面罩和护目镜等，防止放射性核素通过吸入、食入或皮肤伤口造成内照射。

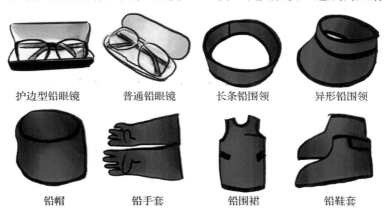

| 护边型铅眼镜 | 普通铅眼镜 | 长条铅围领 | 异形铅围领 |

| 铅帽 | 铅手套 | 铅围裙 | 铅鞋套 |

核医学科需要配备的个人防护用品

55. 核医学科医务人员的职业照射剂量如何进行监测？

核医学科医务人员的外照射个人剂量监测一般采用热释光剂量计。核医学科医务人员在进行放射性药物分装与注射时受照不均匀，应该在铅围裙外锁骨对应的领口处佩戴剂量计。常规的监测周期一般为 1 个月，最多不能超过 3 个月。监测须覆盖到医务人员日常工作，不能遗漏，监测周期结束后将剂量计送至个人剂量监测技术服务机构进行剂量测定与评价，所有测量结果需要翔实记录并反馈到放射工作单位，在发现剂量超标者，机构必须按照相关法律法规上报至监管部门。在有条件或必要的情况下，可以定期使用全身计数器对核医学科医务人员内污染进行监测，也可通过核医学科医务人员的排泄物、体液，或环境介质的监测估算内照射剂量。根据 GB 18871—2002 规定，核医学科医务人员连续 5 年期间的年平均有效剂量不超过 20 mSv，任何 1 年中的有效剂量不超过 50 mSv。

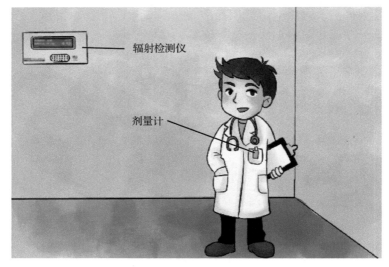

辐射检测仪

剂量计

核医学科医务人员应佩戴剂量计

56．核医学科医务人员如何做好防护？

　　核医学科的医务人员每天都会与放射性核素打交道，为了减少射线对健康的危害，需要严格遵守操作流程与规章制度，正确佩戴个人剂量计，并按要求进行剂量测定与评价。核医学科需要根据业务种类为医务人员配备相应的防护用品，并对本科室的医务人员进行基本的放射防护培训，使其充分了解放射防护的必要性、掌握放射防护的基本原则。内、外照射的防护原则应该贯穿整个操作流程，日常操作分装放射性药物时，应正确穿戴防护用品，注意规范操作。操作人员使用放射性核素时应该仔细核对核素的种类，及时检测放射性活度。操作挥发性核素时必须在通风橱进行，并佩戴口罩。给药完毕后检查是否有药物泄漏，出现问题及时处理，防止放射性污染扩大。操作完毕离开放射性场所时应洗手并进行表面污染检测。整个流程需要操作人员充分掌握操作流程，熟练操作手法，快速、准确地完成整个流程，这样既能减少操作人员接触放射性核素的时间，也能保证给予患者合适活度的放射性核素药物。

57．进行粒子源植入的医务人员的放射防护要求有哪些？

医务人员应在操作前穿戴好防护用品，对甲状腺、性腺等敏感器官，可考虑穿含 0.5 mm 铅当量防护的围领、三角裤或三角巾。应在铅屏风后分装粒子源，铅屏风上应有铅玻璃观察窗，铅玻璃铅当量不低于 0.5 mm 铅当量。分装过程中使用长柄镊子，避免损伤或刺破粒子源，不应直接用手拿取粒子源。在手术前应制订具有可行性的详细计划，准备好治疗设备，缩短操作时间。应使用长柄器具夹起不慎掉落的粒子源，增加医务人员与粒子源之间的距离。工作期间无关人员尽可能远离放射源。若粒子源破损引起泄漏而发生污染，医务人员应立即封闭工作场所，将粒子源密封在屏蔽容器中，控制人员走动，以避免放射性污染扩散，并进行场所去污和人员应急处理。

58. 敷贴治疗时医务人员的放射防护要求有哪些?

核医学科进行敷贴治疗的医务人员,在每次治疗前要佩戴好防护用品(戴有机玻璃眼镜或面罩,并尽量使用远距离操作工具);治疗完毕后收回所有敷贴器,放回储源箱并发还治疗卡。自制敷贴器制作过程中应在通风橱内操作,制作者应戴乳胶手套。

59. 在抢救接受过核医学治疗的患者时,医务人员应如何进行防护?

在抢救短期内接受过核医学放射性药物治疗且体内放射性核素活度未达到出院水平的患者,或当天为接受核医学诊断而注射过放射性核素的患者时,医务人员应穿戴防护用品及佩戴个人剂量计,注意患者体液及呕吐物等的收集,不可触碰,抢救完毕后作为放射性废物进行处理;抢救房间应进行放射防护监测和去污,对覆盖物等其他物件也应进行放射防护监测,无法去污或没必要去污时作放射性废物处理。孕期及哺乳期的医务人员尽可能不要参与抢救。

第三章

核医学科场所的选址与布局

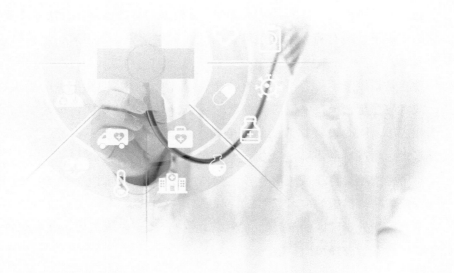

60. 核医学科的主要风险是什么？
为什么核医学科在选址时要进行充分论证？

在核医学科诊疗活动中，存在内照射和外照射的风险。内照射风险是由于核医学科的放射性药物大部分为非密封放射性物质，其在使用过程中可能会产生放射性污染，进入人体导致内照射风险。外照射风险是由于核医学科的放射性物质与射线装置，甚至患者，会作为辐射源使人体受到射线的外照射。所以核医学科的选址与工作场所的设计，对于职业人员和公众的放射防护尤为重要。

当我们进行核医学科的场址建设时，要根据现有条件，在合法、合规、合理的前提下，进行有预见的选址，应关注独立、集中、下风、出入口这几个要求。

独立是指核医学科工作场所的选址最好自成一区，建在单独的建筑物内，或者应尽量选择在单位内部偏僻的区域，如无人长期居留的建筑物的一端或底层，同时设置相应的物理隔离。选址一定要远离居民区与人群，尤其考虑远离产科、儿科、门诊、食堂等区域。

集中是指尽量将涉及放射性核素操作的场所集中，既方便控制，也节约进行放射防护措施的成本。

下风是指处于院区的下风处，排风口的位置尽可能远离周边高层建筑，减少放射性气溶胶随风向扩散。

出入口是指核医学科应该有单独的出口和入口，要考虑独立的核素入口和独立的患者出口问题，出口不宜设置在门诊大厅、收费处等人群密集地区。

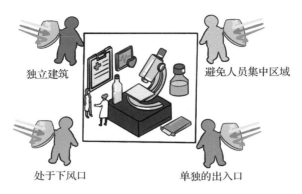

独立建筑　　　　　　　　　避免人员集中区域

处于下风口　　　　　　　　单独的出入口

核医学科的选址要求

61．核医学科工作场所的平面布局设计有哪些要求？

核医学科工作场所平面布局设计的要求如下。

① 保障人员安全。工作场所的外照射水平和污染发生的概率应尽可能小；可在控制区的入口和出口设置门锁权限控制等安全措施，限制患者或受检者的随意流动，保证工作场所内的工作人员免受不必要的照射。

② 保证图像质量。保持影像设备工作场所内较低的辐射水平，避免辐射对影像质量的干扰。

③ 避免交叉污染。分装和给药室的出口处应设计卫生通过间，以便进行污染检测。

62. 在核医学科，应设置哪些功能用房？

核医学科不同的区域有不同的功能，诊断工作场所和治疗工作场所应设置不同的功能用房和辅助用房，部分功能用房和辅助用房可以共同使用，主要可分为以下几类。

① 诊断场所和功能场所都应设置的功能用房：放射性药物储存室、分装给药室、给药前患者或受检者候诊室、给药后患者或受检者候诊室、给药后患者或受检者专用卫生间等。

② 诊断场所和功能场所都应设置的辅助用房：清洁用品储存场所、抢救室或抢救功能区、员工休息室、去污淋浴间等。

③ 诊断工作场所还应设置控制室、机房、放射性废物储藏室等，治疗工作场所还应设置病房、值班室和放置急救设施的区域等，正电子药物制备工作场所至少应包括回旋加速器机房工作区、药物制备区、质控区等。

63. 核医学科一般需要分哪几个区？ 为什么要分区？

核医学科放射工作场所应划分为控制区和监督区，分区的划分应明确、集中且按照一定顺序布置，合理的分区和布局是避免医务工作者、患者及公众受到不必要照射的前提条件。

任何需要或者可能需要特殊防护措施或安全条件的区域被划为控制区。划分控制区的目的是在正常工作条件下，控制正常照射或防止污染扩散，并防止或限制潜在照射的程度和范围。对于范围比较大的控制区，如果其中的照射或污染水平在不同的局部变化较大，需要实施不同的专门防护手段或安全措施，可根据需要再划分出不同的子区，以方便管理。

　　核医学科中未被定为控制区的区域，划定为监督区，可采用适当的手段划出监督区的边界。监督区通常不需要专门的防护手段或安全措施，但需要定期审查监督区的工作状况，以确定是否需要采取防护措施和做出安全规定，或是否需要更改监督区的边界。须在监督区入口处的合适位置张贴电离辐射警告标志。

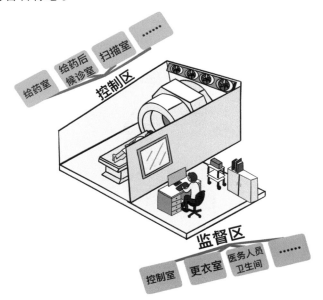

核医学科放射工作场所分区

64. 核医学科控制区包括哪些场所？对控制区需要采取哪些管理措施？

　　核医学科的控制区一般包括使用非密封放射性物质的房间（放射性药物储存室、分装室、药物准备室、给药室等）、扫描室、给药后候诊室、样品测量室、放射性废物储藏室、病房（使用非密封放射性物质治疗的患者）、卫生通过间、保洁用品储存场所等。

应根据 GB 18871—2002 的有关规定，结合核医学科的具体情况，对控制区采取以下相应管理措施。

① 采用实体边界划定控制区；采用实体边界不现实时也可以采用其他适当的手段；在进出口及其他醒目位置处设立醒目的、符合标准的警告标志，给出相应的辐射水平和污染水平的指示。

② 运用制度（如进入控制区的工作许可证制度）和实体屏障（包括门锁和联锁装置）限制控制区人员进出，限制患者或受检者的随意流动。

③ 按需要在控制区的入口处提供防护衣具、监测设备和衣物储存柜；出口处提供污染监测设备、淋浴设施以及被污染防护衣具的储存柜。

④ 定期审查控制区的实际状况，以确定是否有必要改变该区的防护手段或安全措施或该区的边界。

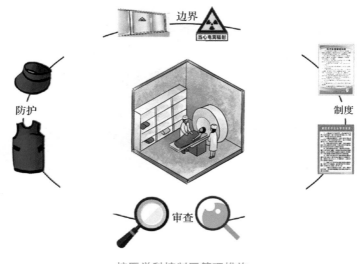

核医学科控制区管理措施

65. 核医学科患者的行动路线有何特殊要求？

核医学科中的不少场所存在辐射源项，患者在不知情的情况下容易误留或误入核医学科工作场所，造成不必要的照射。已经注射或者服用放射性药物的患者，其身体就是一个放射源，管理其路线是为了减少对周围其他人的辐射危害。

核医学科内的患者行动路线实际上分为两条：一条是放射性药物注射前的行动路线，另一条是放射性药物注射后的行动路线。药物注射前的患者从入口进入核医学科后就待在核医学科大厅，注射后的患者行动路线就集中在控制区，大厅和控制区的节点是核医学科的高活室。大厅内的患者听到叫号后，从入口进入到高活区的注射窗口，注射后到控制区内候诊、检查、留观、离开。患者从大厅到高活室，再到控制区，这个路线是不可逆的，期间有门禁进行限制。核医学科的流线设计遵循从洁净区到污染区的单向，低活度区到高活度区的原则，而且尽量让流线短捷。这样既可以提高效率，改善患者体验，也可以减少辐射防护工程的费用。原则为：药物注射后的患者或受检者与药物注射前的患者或受检者不交叉，药物注射后的患者或受检者与工作人员不交叉，人员与放射性药物通道不交叉。

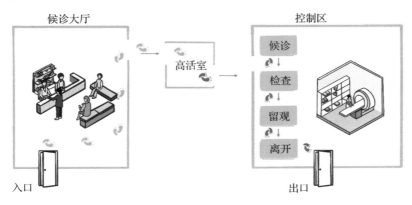

核医学科患者的行动路线

66. 核医学科病房的布局有何特点？

核医学科的病房应以单人间为主，最多不超过双人的标准，并且两人之间应设置适当的防护屏蔽。核医学科病区相对独立，患者的日常活动限制在病区内。

病房内应设置患者专用厕所和淋浴间，厕所内应有患者冲厕所和洗手的提示。住院患者的排泄物不应直接排到医院的公共污水管道，应先经过衰变池的衰变。下水管道宜短，露出地面的部分应进行防护和标记。在病房内应使用专用的保洁用品，不能和其他场所（包括核医学科其他放射性场所）的保洁用品混用，病房内应有存放及清洗保洁用品的场所。核医学科病区内应有独立的通风系统，治疗病房可设置采光窗并对采光窗进行必要的防护。

向病房内传递生活必需品时，应通过病房外的缓冲区传递。药物分装室应设置工作人员通过间，通过间应配备表面污染检测、剂量率检测仪表及清洗设施。

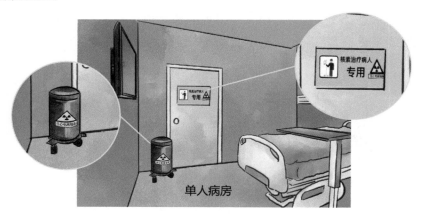

核医学科单人病房

67. 核医学科如何安排医务人员的行动路线？

医务人员的行动路线原则是：通过合理时间与空间交通模式，医务人员与给药后患者路线无交叉，医务人员与放射性药物通道不交叉。

受检者行动路线：受检者从大门进入到核医学科大厅，叫号后穿过门A和门B进行注射，然后候诊、检查、留观，留观结束后从门C离开核医学科。注射后候诊室应设有受检者专用卫生间。门A、门B和门C设置有门锁权限控制，医务人员可刷卡双向流通，受检者只能单向通过。

医务人员行动路线：医务人员进入核医学科工作场所后，可进入医生办公室等，以及进入更衣室、阅片室等工作场所开展相关工作。

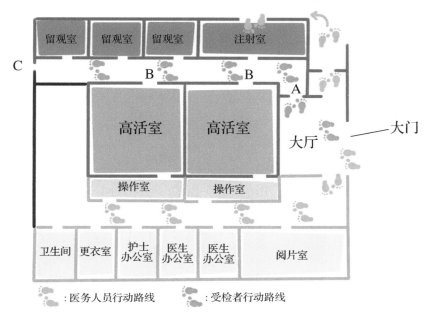

核医学科医务人员的行动路线

放射性药物：核医学科提前向供货商订购药物，供货商将放射性药物装入铅罐内，由专用运输车辆送达医院，送达时间要略早于医院上班时间。药物铅罐通过门 C 和门 B 送入到高活室。与此同时，供货商会将前一天用完的装有放射性药物的铅罐由此通道运离核医学科工作场所。

核医学科合理、规范的布局可以很大程度上保护医务人员、受检者以及公众安全。

68. 核医学科工作场所是如何分类的？分类依据是什么？为什么要进行分类？

简单来说，核医学科工作场所的分类依据是放射性核素的使用活度，依据场所内使用的最大量放射性活度的不同，把工作场所分为 I 、 II 、 III 三类，表 2 是核医学科工作场所分类一览表。

表 2　核医学科工作场所分类一览表

分类	日操作最大量放射性核素的加权活度/MBq
I	>50 000
II	50 ~ 50 000
III	<50

由于工作性质不同，使用的放射性核素也不尽相同，操作的非密封性放射性物质的活度不同，对工作场所和环境的污染程度也不同，操作活度越大，污染程度就越明显。因此对工作场所进行分类后，可以区别对待，便于管理与应急。从放射防护的角度出发，分类后便于对工作场所提出防护要求和确定防护下限。

69. 核医学科各类工作场所的基本防护要求是什么?

核医学科将工作场所分成Ⅰ、Ⅱ、Ⅲ三类后,会根据场所的类别对其进行管理,房室内表面、装备结构、通风要求等见表3。

表3 核医学科工作场所要求

种类	分类		
	Ⅰ	Ⅱ	Ⅲ
结构屏蔽	需要	需要	不需要
地面	与墙壁接缝无缝隙	与墙壁接缝无缝隙	易清洗
表面	易清洗	易清洗	易清洗
分装柜	需要	需要	不必须
通风	特殊的强制通风	良好通风	一般自然通风
管道	特殊的管道[a]	普通管道	普通管道
盥洗与去污	洗手盆[b]和去污设备	洗手盆[b]和去污设备	洗手盆[b]

注:[a]下水道宜短,大水流管道应有标记以便维修检测;[b]洗手盆应为感应式或脚踏式等手部非接触开关控制。

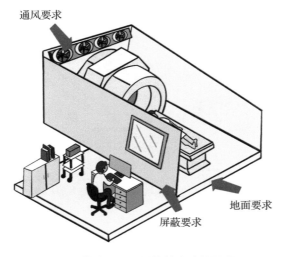

核医学科工作场所的基本防护要求

70．核医学科工作场所的通风系统有什么特殊要求？

核医学科工作场所的通风系统主要有以下特殊要求。

① 核医学科工作场所的通风系统要独立设置，保持良好的通风条件，合理设置工作场所的气流组织，遵循自非放射区向监督区再向控制区的流向设计，含放射性核素场所保持负压以防止放射性气体交叉污染，保证工作场所的空气质量。

② 合成和操作放射性药物所用的通风橱应有专用的排风装置，风速应不小于 0.5 m/s。排气口应高于本建筑物屋顶并安装专用过滤装置，排出空气浓度应达到环境主管部门的要求。

③ 使用回旋加速器制备放射性药物的工作场所应设有单独的通风系统，加速器自屏蔽区内应有单独排气管道，并相对加速器室呈负压状态。

④ 碘-131 治疗病房应设有单独的通风系统，病房的门窗应有封闭措施，保持治疗区域内的负压，治疗区域内的空气应经单独的排气管道有组织地排放。

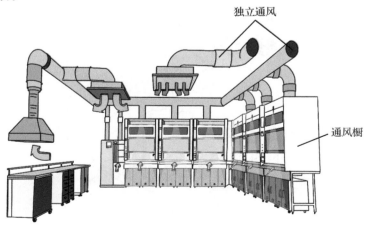

核医学科工作场所的通风系统

71．为什么核医学科需要有独立的通风系统？

核医学科的工作场所有非密封放射性物质，发生核衰变时反冲核作用导致的自然扩散或挥发、蒸发扩散，以及液体搅动扩散和压力液体雾化扩散等原因会造成工作场所空气污染。

此外，非固定性表面污染物在气流扰动和机械振动等外力作用下，飞扬、悬浮成为气载污染物。气载污染物与空气中固有的凝聚核相结合后体积变大，因重力作用又回降到物体表面，污染表面。于是，形成表面松散污染物与空气污染物之间的动态效应。

值得重视的另一个原因是，如果对放射性气体废物、放射性液体废物、松散的放射性固体废物、受污染的医疗器械和器皿，含放射性核素的患者的粪便和服用核药物患者呼出的气体等在管理上不严格，也会成为工作场所空气污染源，甚至会影响环境质量，影响公众人员的辐射安全。

72．核医学科需要哪些特殊标识与装置？

核医学科作为一个特殊的学科，有着一些核医学科很常见但其他临床科室都没有的设施。具体可分为以下两大类。

（1）观察和对讲装置

控制室与机房配有双向对讲装置，机房与控制室安装铅玻璃观察窗，在诊断过程中医务人员可以及时观察患者情况，与患者交流，保证诊断质量和防止意外情况的发生。

核医学科还在患者通道、高活室、注射后候诊室、留观室等处设置了监控摄像头，并在控制室设置了监控终端，可以全面观察患者或受检者活动情况，避免发生意外情况。

（2）电离辐射警告标志

核医学科在注射后候诊室、高活室、防护门、运动室、吸碘室、放射性废物桶外表面等处设置了电离辐射警告标志，旨在警示人们留意可能存在的电离辐射危险，告诫人们远离相应处所。

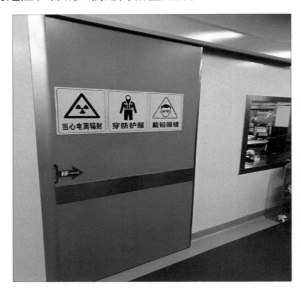

核医学科特殊标识

73. 回旋加速器机房有哪些要求？

核医学科的回旋加速器用于生产放射性核素，为了防止放射性污染，其机房有特殊的防护要求，具体如下。

① 回旋加速器机房的建造应避免采用富含铁矿物质的混凝土。

② 回旋加速器机房电缆、管道等应采用"S"形或"折"形穿过墙壁，

地沟中的水沟和电缆沟应分开。

③ 回旋加速器机房应设置门机联锁装置，机房内应设置紧急停机开关和紧急开门按键。

④ 回旋加速器机房、药物制备室应安装固定式剂量率报警仪。

⑤ 不带自屏蔽的回旋加速器应有单独的设备间。不带自屏蔽的回旋加速器机房的特殊防护措施如下：在靶区周围采用局部屏蔽的方法，吸收中子以避免中子活化机房墙壁；机房墙壁内表面设置可更换的衬层；选择不易活化的混凝土材料；墙体中有含硼等防中子物质。

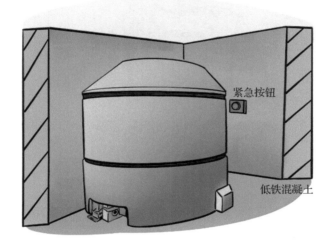

回旋加速器机房示意图

74. 设置周围剂量当量率控制目标值的意义是什么？

设置周围剂量当量率控制目标值的意义是控制医务人员和公众所受到的照射剂量，以有效地保护医务人员和公众的健康。

核医学科采用了适当的屏蔽来防辐射，那屏蔽到什么程度才算是合格呢？国家标准规定距核医学科工作场所各控制区内房间防护门、观察窗和墙壁外表面 30 cm 处的周围剂量当量率应小于 2.5 μSv/h。放射性药物合成和分装的箱体、通风橱、注射窗等设备应设有屏蔽结构，以保证设备外表面 30 cm 处人员操作位的周围剂量当量率小于 2.5 μSv/h，放射性药物合成和分装箱体非正对人员操作位表面的周围剂量当量率小于 25 μSv/h。固体放射性废物收集桶、暴露于地面致使人员可以接近的放射性废液收集罐体和管道应增加相应屏蔽措施，以保证其外表面 30 cm 处的周围剂量当量率小于 2.5 μSv/h。

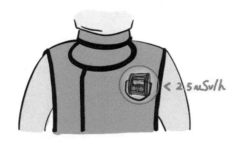

医务人员外表面 30 cm 处的周围剂量当量率小于 2.5 μSv/h

75. 核医学科有工作场所监测吗？

核医学科设有工作场所监测，其目的是保证医务人员及公众的安全，排除潜在的辐射危害。开展核医学工作的医疗机构应定期对放射性药物操作后剂量率水平和表面污染水平进行自主监测，每年应委托有相应资质的技术服务机构进行检测。工作场所监测的内容和频度根据工作场所内辐射水平及其变化和潜在照射的可能性与大小进行确定。表 4 给出了一种可供参考的工作场所常规监测的内容与周期。

表 4 核医学科工作场所辐射监测关注点位表

监测内容	监测点位	监测频次
辐射水平	控制区和监督区所有医务人员和公众可能居留的有代表性的点位和存有放射性物质的装置或设备的表面	不少于 1 次/月
表面放射性污染	放射性核素操作台面、设备表面、墙壁和地面，给药后患者候诊室，核素治疗场所的设施、墙壁和地面等，放射性废物桶和包装袋表面，工作人员的手、皮肤暴露部分及工作服、手套、鞋、帽等	每次工作结束（出现放射性药物洒落应及时进行监测）

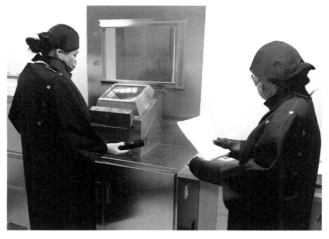

对核医学科工作场所进行辐射监测

76. 表面放射性污染是怎么产生的?

表面是指在开放型放射性工作场所内所有与空气介质有接触的物体表层，包括地面、墙面、桌面、仪器设备表面、外衣表层以及人员外露皮肤等。由于非密封放射性物质易于扩散，在操作过程中蒸发、挥发、溢出或洒落，以及使用与存放不当导致的泄漏等，都可以使工作场所、工作服、人体皮肤等表面受到程度不同、面积不等的放射性物质污染，这种污染称为表面放射性污染。

形成表面放射性污染的另一些原因有医务人员把污染区使用的设备或物品拿到清洁区使用；医务人员在污染区工作后，没有在卫生通过间更换个人防护衣具和进行必要的污染洗消程序，而是径直进入清洁区。这会造成交叉污染，使清洁区办公桌、椅子、电话及公用钥匙等受到不同程度的放射性物质污染。

表面放射性污染的主要危害是放射性污染物可以经过接触，由手、口和（或）皮肤（尤其是伤口）进入体内，也可以是放射性污染物从表面重新扬起、悬浮而扩散到空气中，再经呼吸道进入人体，最终导致内照射。

77. 核医学科工作场所的表面放射性污染控制水平是怎样的？

核医学科开展了自主监测后，其场所的表面放射性污染控制水平要符合国家标准，我们可以通过表5看一看核医学科工作场所的表面放射性污染控制水平到什么程度才算合格。

表5　核医学科工作场所的表面放射性污染控制水平表

单位：Bq/cm^2

表面类型		α放射性物质		β放射性物质
		极毒性	其他	
工作台、设备、墙壁、地面	控制区	4	4×10	4×10
	监督区	4×10^{-1}	4	4
工作服、手套、工作鞋	控制区	4×10^{-1}	4×10^{-1}	4
	监督区			
手、皮肤、内衣、工作袜		4×10^{-2}	4×10^{-2}	4×10^{-1}

注：控制区内的高污染子区除外。

78. 核医学科工作场所辐射水平的检测要求是什么？

核医学科不仅要定期对科室的辐射水平进行自主监测，还要每年委托有相应资质的技术服务机构对辐射水平进行检测。

控制区边界检测点的选取应符合表6的要求，选择的检测点应能包含检测区域的最大值。

表6　核医学科工作场所控制区边界周围剂量当量率检测点的选择及数量

检测区域	检测点的选择		数量
	高度/m	距离屏蔽体的距离/m	
防护墙外	1.3	0.3	每面墙外至少1个检测点
控制区房间顶棚区域	0.3	—	至少1个检测点
控制区房间下方人员可达处	1.7	—	至少1个检测点
防护门缝隙和中央	—	0.3	每个缝隙和中央至少1个检测点
观察窗	—	0.3	至少1个检测点
管线洞口/通风口	—	0.3	1个检测点
操作位	1	—	1个检测点

79. 放射性核素的储存场所有什么特殊要求?

核医学科的诊断和治疗都会用到放射性核素，对放射性核素的储存、使用与管理有着严格的以下要求。

① 核医学科使用的放射性核素属于非密封放射性物质，应配备专（兼）职人员负责放射性物质的管理。医务人员应定期清点放射性核素的种类、数量，做到账物相符，如发现异常情况应按相关规定及时报告。

② 放射性核素应存放在具备防火、防盗等安全防范措施的专用储存场所妥善保管，不与易燃、易爆及其他危险物品放在一起，并定期进行放射防护监测。储存放射性核素的保险橱和容器应有适当屏蔽，容器外应贴有明显的标签（注明元素名称、理化状态、射线类型、活度水平、存放起始时间和存放负责人等）。

③ 运输放射性核素时应使用专门容器，容器在运输时应有适当的固定措施。取放容器中内容物时，不应污染容器，每次取放的放射性核素应只限于需用的部分。放射性核素不再使用时应及时放回专用储存场所。放射性核素的放置应合理有序、易于取放。

80. 什么是衰变池？核医学衰变池有什么作用？其选址有什么特殊要求？

衰变池是用于收集、储存、排放放射性废液的容器，放射性废液在该容器中自然衰变。根据国家法律法规要求，核医学科工作场所应设置有槽式或推流式放射性废液衰变池或专用容器，收集放射性药物操作间、核素治疗病房、给药后患者卫生间、卫生通过间等场所产生的放射性废液和事故应急时清洗产生的放射性废液。

衰变池应合理选址，其场所应设为控制区，并与其他区域实现物理隔离，在显著位置设置电离辐射警示标志。衰变池或专用容器的容积应充分考虑场所内操作的放射性药物的半衰期、日常核医学诊疗及研究中预期产生储存的废液量以及事故应急时的清洗需要；衰变池池体应坚固、耐酸碱腐蚀、无渗透性、内壁光滑和具有可靠的防泄漏措施。

第四章

核医学放射性废物的管理

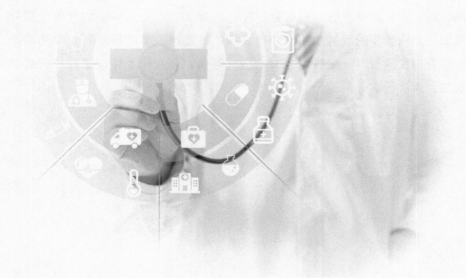

81. 放射性废物管理与污染监测包括哪些?

　　放射性废物是指含有放射性核素或者被放射性核素污染,其放射性核素浓度或者活度大于国家确定的清洁解控水平,预期不再使用的废弃物。放射性废物的管理与监测包括对其处理、储存和处置的监督管理等。放射性废物的安全管理,应当坚持减量化、无害化和妥善处置、永久安全的原则。根据国家相关要求,依据放射性废物的特性及其对人体健康和环境的潜在危害程度,将放射性废物分为高水平放射性废物、中水平放射性废物和低水平放射性废物,应依据其不同的分类实施监管。在核医学科日常诊疗过程中出现的放射性废物,如废弃医疗用品、患者生活垃圾及排泄物等,应按照放射性废物的核素种类、物理状态等进行分类储存,分别进行监督管理。

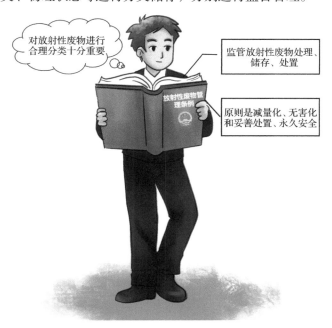

放射性废物管理与污染监测法规

82. 核医学诊疗中会产生哪些放射性废物？如何进行废物分类？

在核医学科正常诊疗工作中，放射性废物的来源主要有两个部分：一部分是医生在进行正常的诊疗过程中产生的被放射性药物污染的废弃医疗器械等，另一部分是注射或服用放射性药物的患者产生的生活垃圾和排泄物等。根据物理性状可分为放射性固体废物、放射性液体废物和放射性气体废物三类。

① 放射性固体废物：注射放射性药物后的废弃针筒、废弃针头（先装入利器盒）、废弃药瓶、患者止血用废弃棉签、通风橱过滤装置、患者生活垃圾、诊疗室内被污染的物品、自制敷贴器等。

② 放射性液体废物：未使用完的放射性药物、患者排泄物与生活污水、控制区日常清洁产生的污水、事故应急时清洗产生的污水以及放射免疫实验室工作过程中产生的废弃液体等。

③ 放射性气体废物：主要来源于放射性药物操作过程，多为放射性碘化物等具有挥发性的放射性物质，以及使用^{133}Xe诊断检查的患者呼出气体。

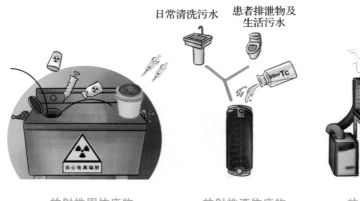

日常清洗污水　　患者排泄物及生活污水

放射性固体废物　　　　放射性液体废物　　　　放射性气体废物

83. 核医学诊疗中产生的放射性废物应如何处理？

核医学诊疗中产生的不同理化性质的放射性废物有不同的处理方式。

（1）放射性固体废物处理

对有病原体污染的固体废物，如可以焚烧的，直接焚烧处理；对不可以焚烧的，应当进行消毒、灭菌处理或处置（当地环境保护部门有具体要求的，以其具体要求为准）。焚烧可燃固体废物必须在具备焚烧放射性废物条件的焚化炉内进行。

对注射器和碎玻璃器皿等含尖刺及棱角的放射性废物，应先装入利器盒中，然后再装入专用塑料袋内。去除针头后的针管，可作为一般放射性固体废物统一进行分类处理。

对于废弃敷贴器应按放射性废源管理，自制敷贴器可根据核素的性质按放射性废物管理。

（2）放射性液体废物处理

开展诊疗工作的核医学科原则上须设置放射性废水衰变池，对日常诊疗过程中产生的放射性液体废物进行存放衰变。若工作量较小，也可根据实际情况，使用符合国家标准要求的容器暂存废液。设置放射性废水衰变池的医疗单位，对存放的放射性废液存放至符合排放要求时排放。不设置放射性废水衰变池的医疗单位，应将含短半衰期核素的废液收入专门容器中存放 10 个半衰期后，作非放射性废液排放；对含长半衰期核素的废液，应专门收集存放。

（3）放射性气体废物处理

放射性废气多产生于药物分装及碘治疗患者服药前后。药物分装通常在专用的通风橱中进行，因此放射性废气通过空气过滤装置将放射性核素吸附过滤，达标的气体就可以排入大气中。对于碘治疗患者的服药室和病房，应有独立的通风系统，通风管道应有过滤装置，并定期更换，更换的过滤装置按放射性固体废物处理。核医学科工作场所的通风系统独立设置，应保持核医学科工作场所良好的通风条件，合理设置工作场所的气流组织，遵循自非放射区向监督区再向控制区的流向设计，含放射性核素场所保持负压以防止放射性气体交叉污染，保证工作场所的空气质量。

84. ^{13}C 或 ^{14}C 检查后产生的集气袋或液闪瓶应如何处置？

按国家标准要求，放射性浓度小于或等于"公众导出食入浓度"的废液作非放射性废液处理，可排入下水道系统。因此，含放射性核素的有机闪烁废液，应存放在不锈钢或玻璃钢容器内。放射性浓度不超过 1×10^4 Bq/L 的废闪烁液，或仅含有浓度不超过 1×10^5 Bq/L 的 ^{3}H、^{13}C 或 ^{14}C 的废闪烁液不按放射性废物处理。对于相应的集气袋或液闪瓶，可做一般医疗废物进行处理。若其活度大于 37 Bq/L，应按放射性废液处理。

85. 放射性废物存放时间有什么要求？

核医学产生的放射性固体废物、液体废物按照其所含核素半衰期分为 A 类和 B 类（A 类的核素半衰期均 <24 h，B 类的核素半衰期均 ≥24 h）。

A 类放射性废物暂存时间 ≥30 d，B 类放射性废物暂存时间 >10 倍最长半衰期且 ≥30 d，其中碘-131 核素治疗病房产生的废物至少暂存 180 d，见表7。暂存之后的固体废物委托有资质的单位进行检测合格后，可作为一般医疗废物处理；液体废物委托有资质的检测机构对拟排放废水中碘-131

核素、最长半衰期核素的放射性活度浓度进行检测，合格后方可作为一般废水排放。对于碘治疗患者使用过的被服应先进行存放衰变，衰变至少一个半衰期后再进行清洗。

表7 核医学放射性废物及常见核素分类表

核素名称	核素符号	半衰期	所属类别
碳-11	^{11}C	20.36 min	A类
氮-13	^{13}N	9.97 min	
氧-15	^{15}O	2.02 min	
氟-18	^{18}F	109.8 min	
铜-64	^{64}Cu	12.7 h	
镓-68	^{68}Ga	67.71 min	
锝-99m	^{99m}Tc	6.01 h	
铟-113m	^{113m}In	99.18 min	
碘-123	^{123}I	13.22 h	
铼-188	^{188}Re	17.0 h	
磷-32	^{32}P	14.27 d	B类
铬-51	^{51}Cr	27.7 d	
铁-59	^{59}Fe	44.5 d	
镓-67	^{67}Ga	3.26 d	
锶-89	^{89}Sr	50.56 d	
铟-111	^{111}In	2.8 d	
碘-125	^{125}I	59.4 d	
碘-131	^{131}I	8.03 d	
钐-153	^{153}Sm	1.93 d	
镥-177	^{177}Lu	6.65 d	
铊-201	^{201}Tl	3.04 d	
镭-223	^{223}Ra	11.43 d	

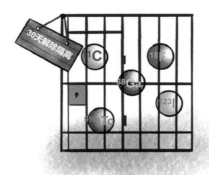
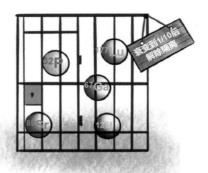

A 类   B 类

86. 核医学科患者为什么要配置专用厕所？

　　核医学诊疗患者的排泄物和生活污水也属于放射性废物，使用放射性药物治疗患者的临床核医学单位，应为患者提供有防护标志的专用厕所，对患者的排泄物实施统一收集和管理。规定患者在院期间不得使用其他厕所。专用厕所应具备使患者排泄物迅速全部冲洗入化粪池的条件，而且随时保持便池周围清洁。专用化粪池内排泄物在储存衰变后，经审管部门核准方可排入下水道系统。池内沉渣如难于排出，可进行酸化预处理后再排入下水道系统。收集含碘-131患者排泄物时，应同时加入 NaOH 或 10% KI 溶液后密闭存放待处理。对同时含有病原体的患者排泄物应使用专门容器单独收集，在储存衰变、杀菌和消毒处理后，经审管部门批准可排入下水道系统。

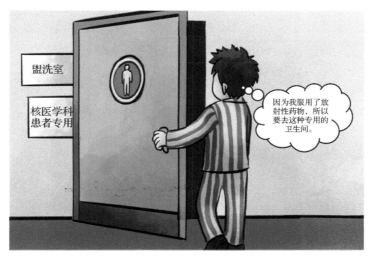

核医学科患者专用厕所

87. 核医学科衰变池的作用是什么?

衰变池是用于收集、储存、排放放射性废液的容器,放射性废液在该容器中自然衰变。根据国家法律法规要求,核医学科工作场所应设置有槽式或推流式放射性废液衰变池或专用容器〔《核医学辐射防护与安全要求》(HJ 1188—2021)〕,收集放射性药物操作间、核素治疗病房、给药后患者卫生间、卫生通过间等场所产生的放射性废液和事故应急时清洗产生的放射性废液。经过衰变池处理后,这些废液会随污水排入医院的下水道系统。

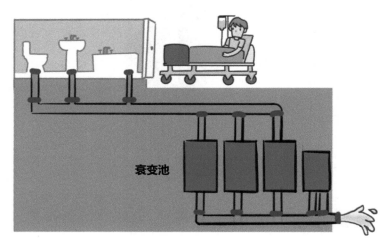

核医学科衰变池

88. 核医学科衰变池有哪些种类？

根据诊疗需求、投入成本和场地条件综合考虑，目前核医学科常见的衰变池主要设置为槽式放射性废液衰变池（罐）和推流式放射性废液衰变池（罐）。

推流式衰变池的进水和出水都是连续的，池内设置导流墙，推流式排放。衰变池设计总容积为最长半衰期同位素 10 个半衰期内产生的放射性废水总排水量。每一个均采用导流管，污水从池下部进入，上部排出，以防止短路，保证衰变效果。该类衰变池具有池容积小，占地面积小，造价较低，操作简单，不需或很少维护等优点。其缺点是抗冲击能力差，如果发生放射性物质泄漏等事故，污水中的放射性物质增加时，污水在衰变池中还未衰变到允许排放的浓度就不得不排放，会造成放射性污染事故。

槽式衰变池采用两个或多格式衰变池轮流收集并储存医院放射性污水（并联切换），每格设计容积为最长半衰期核素数倍半衰期时间内产生放射性污水总排水量，待污水在池中经过衰变达到国家规定限值后，再排入周围环境中。优点是抗冲击能力强，出水水质稳定可靠，如果发生放射性物质泄漏等事故，污水中的放射性物质增加时，可以通过延时排放来延长污水在衰变池中停留时间，确保污水衰变到允许排放的浓度后排出，避免造成放射性污染事故。其缺点是衰变池容积较大，占地面积大，造价高，需要设控制阀门和水泵，控制相对复杂。

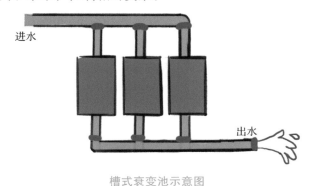

槽式衰变池示意图

89. 核医学科衰变池的设计与建造要求是什么？

核医学科衰变池设计时需要根据投入成本和场地条件综合考虑。同时衰变池应合理选址，其场所应设为控制区并与其他区域实现物理隔离，在显著位置设置电离辐射警示标志。考虑有生活粪便随污水一并排出，可在衰变池前设置专用化粪池。衰变池容积应充分考虑场所内操作的放射性药物的半衰期、日常核医学诊疗及研究中预期产生储存的废液量以及事故应急时的清洗需要；衰变池池体应坚固、耐酸碱腐蚀、无渗透性、内壁光滑和具有可靠的防泄漏措施。经衰变池后满足监管部门的排放标准，可直接排入普通公用下水道。放射性废水收集的管道走向、阀门和管道的连接应设计成尽可能少的死角，下水道宜短，大水流管道应有标记，避免放射性废水集聚，便于检测和维修。当核医学科工作场所的上水管道与放射性废水管道平行敷设时，它们之间的距离，一般不应小于 3 m，其标高应高于放射性废水管道。当交叉敷设时，应设在放射性废水管道的上方，距离至少大于 1 m，且交叉处应避开放射性废水管道的焊缝并给废水管道加套管隔离。

槽式废液衰变池的池底应设计为坡底并向出水口倾斜。在废液池或罐体上，分别预设取样口。废液衰变池（罐）应配置有液面高度显示、超限溢流、废液进出水阀门自动或人工切换装置，应提供多级库存容量显示及声、光报警装置，防止废液溢出。槽式废液衰变池（罐）内应配置铰刀型潜污泵、高压水枪冲洗装置、电动和手动控制电动蝶阀，用于池体冲洗，防止污泥硬化淤积或堵塞进、出水口。槽式废液衰变池（罐）应设置有过滤的沼气排放管道，防止废液衰变池（罐）超压。废液衰变池（罐）所在场所配置通风换气装置。

推流式衰变池应包括污泥池、推流式衰变池和检测池。应采用有效措施确保放射性废液经污泥池过滤沉淀固形物，推流至衰变池，衰变池本体分为 3 ~ 5 级分隔连续式衰变池，池内设导流墙。污泥池池底配置有内置式高压水枪冲洗装置，防止污泥硬化淤积。

90. 经衰变池处理后的液体废物如何进行排放？

放射性废水核素浓度范围一般为 $3.7 \times 10^2 \sim 3.7 \times 10^5$ Bq/L。放射性废液经衰变池预处理后，衰变池出口监测值总 α 射线 < 1 Bq/L，总 β 射线 < 10 Bq/L 后，可进行下一步处置。按照环保标准要求，特殊性质污水应分类处理，足量后单独预处理，再排入医院污水处理系统，不可随意排入

下水道。然而，放射性废水虽然属于特殊性质污水，但放射性废水经处理后直接排放，不进入医院污水综合处理系统。

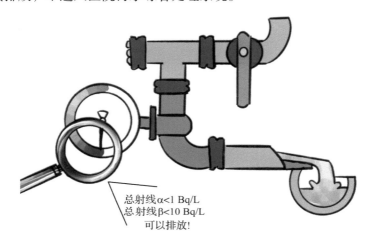

总射线α<1 Bq/L
总射线β<10 Bq/L
可以排放!

放射性废水核素浓度要小于一定值后才可排放

第五章

核医学事故应急

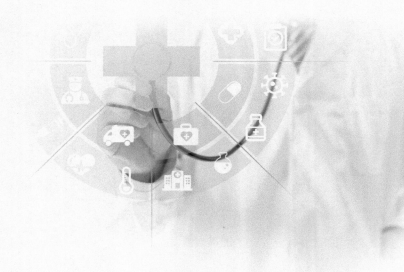

91．核医学异常照射包括哪些情况？

核医学异常照射是指在接受核医学诊疗的过程中，由于医务人员工作失误或诊疗设备故障等原因，使受检者或患者受到不必要或与诊疗处方不匹配的照射。核医学异常照射的情况包括以下三点。

① 在放射性核素治疗中，出现患者 A 使用了患者 B 的药，给药方式或给药组织、器官发生错误，或使用的药物、剂量，或剂量的分次给予情况等与执业医生处方不同。

② 在核医学诊疗过程中，诊断用放射性药物的施用量偏离执业医生处方值 50% 及以上或治疗用放射性药物的施用量偏离执业医生处方值 25% 及以上。

③ 设备故障、事故、错误或受到其他非正常发生的潜在照射，如放射性药物洒落、检测设备被放射性核素污染、皮肤沾染放射性核素以及放射性药物丢失等。

92．核医学科发生异常照射应如何处理？

发生异常照射可能会给受检者或患者带来随机性效应或确定性效应，对健康造成影响，因此针对异常照射，开展核医学工作的医疗机构通常应进行以下应急处理。

① 按照《核医学放射防护要求》（GBZ 120—2020）推荐的方法估算患者或受检者受到的照射剂量，特别是孕妇及胎儿。

② 当胎儿待积有效剂量有可能大于 100 mSv 时，应尽快使用相应方法，阻断孕妇对放射性药物的吸收，并促进放射性药物的排出。

③ 立即完善相关管理措施，防止异常照射事件再次发生。

④ 尽快完成异常照射调查的相关事宜，向监管机构提交书面报告，书面报告包含事件的原因、受照剂量以及阻吸收和促排的处理方法。

⑤ 告知患者或受检者及其医生异常照射情况。

⑥ 如果人员的皮肤或衣物受到放射性物质的污染，除立即进行去污处理外，还应按《β 射线所致皮肤剂量估算规范》（GBZ/T 244—2013）推荐的方法进行皮肤剂量的估算和评价。

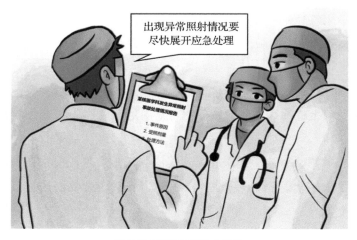

发生异常照射要紧急处理

93. 如果发生少量放射性药物洒落，应如何处理？

在引入放射性核药物过程中，患者或受检者不配合、操作人员失误或加样器掉落等情况可能会造成少量放射性药物洒落。发生少量的放射性药物洒落时，核医学科的医务人员应立即采取如下行动。

① 穿戴防护服和一次性手套，准备处理放射性药物的器具。

② 若溢出物质为液体，用吸水纸或者吸水垫吸收溢出的放射性药物，防止其蔓延；若溢出物质为固体粉末，用湿抹布或者湿棉球进行擦除。去污时，由无污染部位到轻污染部位，最后到重污染部位。擦拭时呈螺旋形擦拭，防止污染扩散。经以上处理后，再用去污剂清洗。

③ 将初步处理后的污染区域进行干燥，之后用擦拭样品擦拭污染区域，检测擦拭样品的放射性活度。重复清洁、擦拭、检测步骤，直至溢出物清理干净。

④ 去污过程中使用过的吸水纸、湿抹布等都要放到搪瓷托盘内，最后集中到污物桶中，作为放射性废物集中处理。

94. 如果发生大量放射性药物洒落，应如何处理？

在核医学诊疗过程中，放射医务人员不慎将药物打翻等情况可能导致放射性药物大量洒落。发生大量放射性药物洒落时，核医学科的医务人员需要立即采取如下行动。

① 立即告知在场的其他人员，让其撤离，通知辐射防护负责人。

② 标出大致受污染的部位与范围，简单做好防扩散工作后，尽早撤离污染区，污染衣物可留在污染区。

③ 离开现场后，与溢出事件有关的人员都应该进行污染检测。如果皮肤、眼睛、伤口受污染，应立即用流动的清洁水冲洗，然后进行医学处理。

④ 放射性核素如果进入体内，应迅速促排。

⑤ 详细记录事故经过和处理情况，辐射防护负责人直接监督污染的清除。

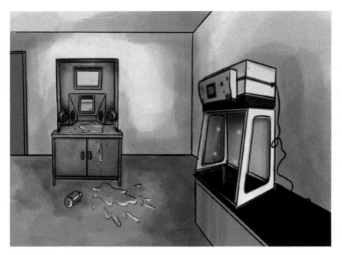

大量放射性药物洒落时须立即处理

95. 核医学诊疗过程中出现错误给药的情况该如何紧急处理?

在核医学诊疗过程中,如果确实出现了错误给药的情况,应及时进行处理,减少患者所受到的过量辐射。可以按以下步骤进行处理。

① 催吐。若给药途径是口服给药,应尽早催吐及洗胃,在放射性药物摄入的前 15 min 内进行催吐及洗胃,可以排出 80% 的放射性药物,若摄入后 1 h 才进行催吐及洗胃,仅能排出摄入的 15%～20%。

② 促排和阻吸收。放射性药物进入人体之后,对患者的照射是持续性的,因此错误给药后应尽早进行促排和阻吸收。例如,服用碘化钾能有效阻止放射性碘在甲状腺的聚集。

③ 若放射性药物是经吸入方式给药,应尽早清洗鼻腔及鼻咽部,鼓励患者排出呼吸道的分泌物。

④ 估计受害程度。对患者体内的放射性水平进行估算和医学处理,必要时进行医学治疗。

96. 在诊疗过程中，如果出现皮肤的放射性污染应如何处理?

放射性药物一般为液体，在诊疗过程中如果放射性药物洒落到皮肤上，可按照以下步骤进行处理。

① 先用吸水纸擦去污染液体，再迅速用大量的清水进行冲洗，之后用仪器测定受污染部位，明确污染的范围与程度。

② 用中性肥皂清洗污染区域2～3遍，清洗后测量体表剂量。重复洗涤与检测的步骤，直至检测剂量不再减低。

③ 若污染严重，经过普通清洗仍不能达到国家防护标准时，可根据同位素的化学性质，选用适当的去污剂进行去污。

④ 如果手部受到污染，要注意清洗甲沟与甲床，用毛刷刷洗时要轻柔，避免皮肤破损。

注意：在清除皮肤污染时，不应采用乙醚、氯仿等有机溶剂，因为这类物质会增加皮肤组织的通透性，使放射性物质易于透过正常皮肤从而渗入组织。

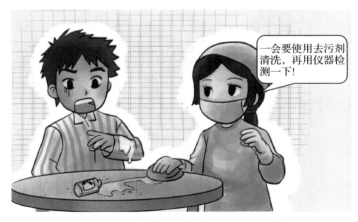

诊疗过程中放射性药物洒落皮肤的处理

97. 核医学医务人员如果出现超职业照射剂量限值的照射该如何处理?

　　首先确定在佩戴个人剂量计期间，是否发生过以下特殊情况：个人剂量计曾经被打开、被水浸泡、被留置于放射工作场所内；曾经佩戴个人剂量计接受过放射性检查或近距离接触接受放射性检查的受检者或患者；曾经维修含放射源装置；铅围裙内外剂量计混淆佩戴。

　　若排除以上原因，则应调查剂量超标原因，防止类似事件的再次发生。对于剂量接近或略超过剂量限值的照射，不需要专门的医学检查和治疗；剂量远远超过剂量限值但低于确定性效应阈值的照射，判断是否需要取血进行生物剂量估算（如外周血染色体畸变分析），以证实物理剂量估算的结果，根据剂量大小判断是否需要接受治疗。当全身或器官剂量达到或超过确定性效应阈值的照射时，应立即采取治疗行动。此外，应对受照者尽早进行心理干预，并将产生放射性疾病的医务人员纳入医学随访计划。

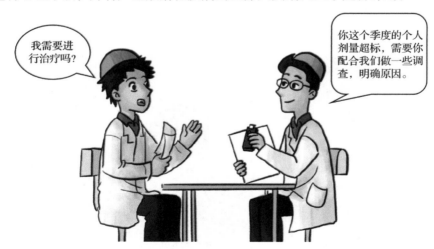

调查医务人员所受照射是否超职业照射剂量限值

98. 当核医学科检测设备被放射性药物污染时应如何清洁去污？

当核医学科检测设备被放射性药物污染时，医务人员应根据污染程度、范围和放射性核素的性质，采取相应的方法进行及时清理。

清理原则：尽量减少对人员的辐射剂量，减少对临床工作的影响。

① 放射性去污的具体做法：应先用吸水滤纸将放射性药物吸干，然后用清水仔细洗涤被污染的地面或台面。如有剩余的放射性药物不能彻底洗掉时，应根据同位素种类采用特殊试剂去除污染。

② 根据放射性药物特性进行特异性去污。如被碘-131 或碘-125 污染时，可用 5% 硫代硫酸钠溶液或 5% 亚硫酸钠溶液洗涤，再用 10% 碘化钾或碘化钠帮助去污；如果有较高的不能去除的放射性污染，则应该以屏蔽物敷盖，并标明放射性药物中核素的名称和污染日期，等待其自然衰变。

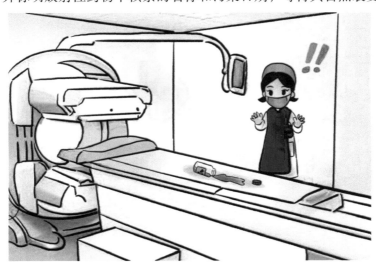

核医学科检测设备被放射性药物污染

99. 放射性药物丢失后如何处理?

放射性药物是核医学科的重要资源,依法受国家监管,一旦丢失可能会造成严重的放射危害,所以当放射性药物遗失时,应按以下步骤处理。

① 遗失报告:若发现放射性药物遗失,立即上报科主任并确认放射性药物的遗失。确认放射性药物遗失后应立即向医务处、保卫处、医院放射防护委员会等报告,并由医院职能部门根据实际情况向环保局、公安局、卫健委等报告。报告或报警的内容包括:事故发生的单位名称、时间、地点、联系电话和联系人、核素种类、数量、事故类型、周边情况等。

② 配合工作:在调查人员到达前,任何人不得进入失窃现场,应积极配合调查人员对案件的侦破工作。

③ 恢复正常:有关技术人员对工作场所进行辐射或放射性污染探测、处理后,经上级主管部门批准后方可重新恢复日常工作。

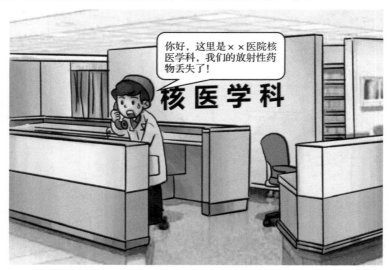

放射性药物丢失的处理

100．核医学的应急预案如何制定？

为了预防各种突发事件，核医学科应根据所在医院及科室的实际情况制定合适的应急预案，以期能对突发事件进行有效干预，尽可能使其影响控制在可接受的范围。

① 根据已经出现过的异常照射事例及应急情况类型，全科室成员对这些事例进行回顾、分析、反思与总结。

② 核医学科应根据不同的事例情况制定不同的应急预案，预案的制定应参考相关的规范与标准。

③ 事故的应急预案中包括以下内容：对事故干预的对策与干预的水平、事故照射人员的处理原则、放射性污染的控制、从事干预工作的人员防护、应急装备与物资供应流程、事故评价与检测的标准。

为了检验应急预案的可行性，发现应急预案的不足之处，在突发放射性事故时，应急指挥和响应人员能够熟悉预案，在短时间内做好应对措施，各级核与辐射应急组织应按计划规定，定期组织应急演练。

参 考 文 献

［1］王荣福，安锐. 核医学［M］. 9 版. 北京：人民卫生出版社，2018.

［2］李龙，刘东明，刘方平. 临床核医学治疗学［M］. 天津：天津科学技术出版社，2006.

［3］王荣福. 核素示踪分子功能检测及靶向治疗应用现状［J］. 原子能科学技术，2008（A1）：281 – 285.

［4］王荣福. 核素示踪分子功能显像技术在肿瘤诊治应用研究进展［J］. 中国医疗器械信息，2013（12）：18 – 22.

［5］章华础，萧祥熊. 进一步拓展放射免疫学在医学领域中的应用［J］. 放射免疫学杂志，2011，24（3）：241 – 243.

［6］王闪闪. 放射免疫分析对提升核医学科综合实力的重要意义［J］. 标记免疫分析与临床，2018，25（2）：286 – 288.

［7］王丁泉. 放射免疫分析技术的发展现状与展望［J］. 标记免疫分析与临床，2012，19（4）：249 – 251.

［8］金永杰. 核医学仪器与方法［M］. 哈尔滨：哈尔滨工程大学出版社，2010.

［9］李燕，邵建霞，田蕴青. 浅析"PET/CT 检查"［J］. 中国科技术语，2014（C1）：27 – 29.

［10］冯金艳. PET-CT 与普通 CT 的区别［J］. 中华传奇，2020（21）：198.

［11］朱朝晖. PET/CT 在肿瘤学中的应用［J］. 现代仪器，2006，12（4）：15 – 17，27.

［12］王跃涛，杨敏福，方纬，等．核素心肌显像临床应用指南（2018）［J］．中华心血管病杂志，2019，47（7）：519－527.

［13］李周雷，罗淦华，龙亚丽，等．核医学技术在帕金森症诊断中的应用（一）［J］．影像诊断与介入放射学，2019，28（3）：237－240.

［14］韩全胜，陈铁光，黄能武．放射性核素治疗的发展和现状［J］．标记免疫分析与临床，2013，20（6）：463－466.

［15］中华医学会核医学分会．131I 治疗分化型甲状腺癌指南（2021版）［J］．中华核医学与分子影像杂志，2021，41（4）：218－241.

［16］罗东，柯有力，杨小威．放射性^{125}I 粒子植入联合化疗治疗局部晚期非小细胞肺癌临床疗效分析［J］．吉林医学，2021，42（11）：2631－2634.

［17］王荣福．分子核医学应用研究进展［J］．中国临床医学影像杂志，2008（8）：585－590.

［18］刘丽娜，刘斌，黄蕤，等．核医学诊疗的辐射防护与安全［J］．中国医学影像技术，2017，33（12）：1888－1892.

［19］涂彧．放射卫生学［M］．北京：中国原子能出版社，2014.

［20］韩建国．临床核医学诊疗中的辐射剂量与防护研究［J］．中国卫生产业，2014（19）：1－2.

［21］杨勇，高宇，杨瑞红，等．核医学放射性废物清洁解控工作现状调查与优化对策［J］．中国医学装备，2020，17（7）：16－21.